Guia do Novo Coronavirus

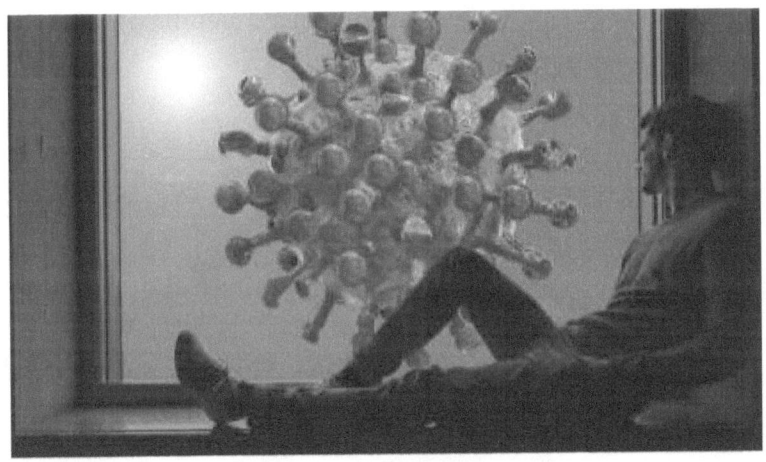

Dr. Mario Vega Carbó

Endocrinologista

Edição 2021

-Volume N° 1-

O autor

Mario Vega Carbó é médico cubano especializado em endocrinologia, nutrição e medicina de família, com mais de 20 anos de experiência.

Culminou a graduação em 1994 no Instituto de Ciências Médicas de Havana (ISCMH) e, em seguida, continuou seu treinamento, completando um Mestrado em Longevidade Satisfatória, uma especialização em Ultrassom Diagnóstico e vários cursos em Educação Médica Superior e Endocrinologia.

Sua carreira começou na Direção Municipal de Saúde de La Lisa e continuou no Instituto Nacional de Endocrinologia e na Policlínica em 26 de julho de Cuba. Desde 2014, trabalha como endocrinologista na Clínica Vega & Vado, em Manágua, Nicarágua.

Mario também é professor de fisiopatologia médica e gosta de fazer o bem, da família e da natureza.

Publicou anteriormente "*Respondo 1.500 perguntas sobre hormônios, metabolismo e nutrição*", onde explica as causas das principais doenças endócrinas, seus sintomas mais comuns, seus riscos e a melhor maneira de tratá-los.

Também *"Revelando Mitos: Metabolismo, Endocrinologia e Reprodução"*, que diz a verdade sobre crenças populares relacionadas à dieta, obesidade, diabetes, colesterol, hipertensão, perda de cabelo, puberdade, infertilidade, sexualidade e contraceptivos.

"Guia do Novo Coronavírus" é volume 1, é outro dos textos destinados a compreensão do público em geral.

Redes sociais:

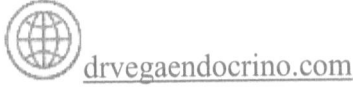 drvegaendocrino.com

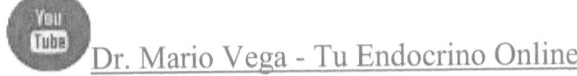 Dr. Mario Vega - Tu Endocrino Online

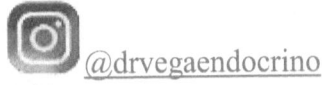 @drvegaendocrino

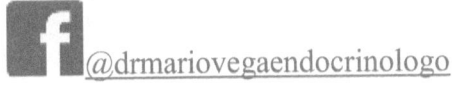 @drmariovegaendocrinologo

Para o planeta Terra, o único favorecido nessa pandemia.
A glória do Senhor para cada falecido,
e minhas condolências à sua família e amigos.
Um apelo ao senso comum de toda a raça humana.
Meu amor infinito por minha família e meus amigos.
Meus melhores cumprimentos aos meus colegas e a todos os profissionais de saúde.

Volume 1

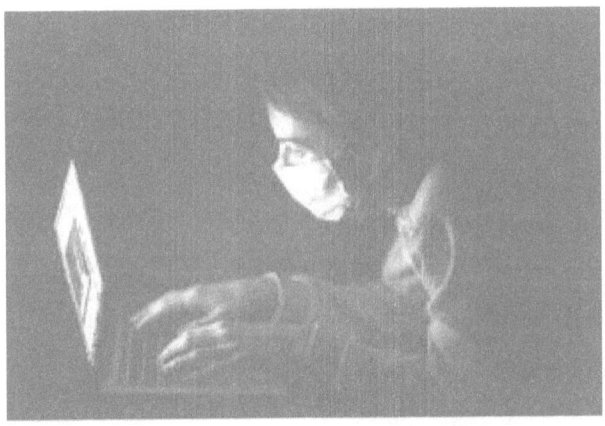

Destinado ao público em geral, para ajudá-lo a entender melhor o novo coronavírus recém-descoberto e a doença que ele causa.

Introdução ao volume 1

Coronavírus e pandemias na era da globalização

Vivemos um tempo que será marcado na história. Até alguns meses atrás, quase ninguém tinha ouvido falar do coronavírus e as doenças que causa. Hoje, porém, essa doença está nos lábios de todos e seus impactos mergulharam o mundo em uma crise global e social sem precedentes.

Além da problemática questão da saúde, a paralisia forçada nas atividades está afetando seriamente as economias da maioria dos países, causando recessão, isolamento e incerteza.

Mas, *como é possível que um vírus surgido na China ponha em risco a saúde e o desenvolvimento produtivo da humanidade?*

A globalização e o movimento constante de pessoas e bens nos deixam expostos à ameaça latente de uma pandemia.

Desde o início do século XXI, outras doenças virais contagiosas, como a gripe aviária, a síndrome respiratória do Oriente Médio (MERS), a SARS e o vírus Ebola, previram a possibilidade dessa crise.

Em pouco tempo, o novo coronavírus se espalhou pelo mundo e a gravidade da situação está forçando medidas extremas a serem tomadas para tentar impedi-los de se espalharem.

Assim como a peste negra ou a varíola em seu tempo, esta doença apresenta um desafio que implica novos desafios e requer novas soluções para superá-la.

Como até o momento não existe uma cura específica, a melhor maneira de lidar com isso é através do conhecimento, pesquisa e disseminação de técnicas comprovadas para controlá-lo e evitá-lo.

Nesse contexto, o Dr. Mario Vega Carbó apresenta um novo livro sobre COVID-19, com o objetivo de oferecer informações à população em geral e ao pessoal de saúde em particular.

Com a linguagem simples com a qual estamos acostumados, o especialista entra totalmente no mundo das doenças virais, disponibilizando a todos um manual que serve como um guia para entender melhor o novo coronavírus, seus efeitos e conseqüências.

Nele, analisa sua história e características, a maneira como é transmitida, seus sintomas mais comuns e as complicações que gera no corpo humano.

Também explora os grupos de maior risco e as medidas de prevenção e proteção que devem ser tomadas nos níveis pessoal, local, nacional e internacional para impedir sua propagação.

Ele também avalia os tipos de tratamentos disponíveis e a maneira pela qual os pacientes afetados pela doença devem ser tratados e gerenciados.

Como introdução, o Dr. Mario responde às perguntas básicas sobre esse vírus:

- Doutor, o que especificamente é o novo coronavírus?

É o agente infeccioso responsável de uma nova doença, oficialmente denominada COVID-19 pela Organização Mundial da Saúde (OMS), é uma doença respiratória semelhante à gripe, mas altamente contagiosa.

Seu agente causador pertence à família dos coronavírus, que são uma série de vírus que causam tudo, desde um resfriado comum até condições mais graves, como a síndrome respiratória do Oriente Médio (MERS-CoV) e a síndrome respiratória aguda grave (SARS-CoV)

-Quais são os seus sintomas mais comuns?

Seus sinais mais comuns são tosse, dor de garganta e dor de cabeça, coriza, falta de ar, cansaço e febre.

A maioria das pessoas leva de 2 a 14 dias para mostrar os sintomas após a infecção, e geralmente esses sinais duram uma semana e após o que geralmente há melhora.

No entanto, em pessoas com um sistema imunológico fraco ou com várias doenças subjacentes, como em idosos, a condição pode ser mais grave e causar pneumonia, bronquite, insuficiência renal, dano cardíaco e até morte. , portanto, é essencial tomar todos os tipos de cuidados.

-Como esta doença se espalha?

A doença de COVID-19 se espalha através do contato direto ou com secreções de pessoas infectadas, como gotas de saliva expelidas com tosse ou espirro.

Também tocando em um objeto ou superfície que tenha o vírus e passando as mãos pela boca, olhos ou nariz antes de lavá-los adequadamente.

-Como esta doença é diagnosticada?

Para confirmar esta doença, são necessários testes laboratoriais especiais de amostras respiratórias ou de sangue.

Eles estudam os marcadores genéticos do vírus para identificá-lo e excluir outras doenças.

-Como é tratado o COVID-19?

No momento, não há tratamento específico para esta doença, mas os médicos podem prescrever medicamentos para dor ou febre.

Na maioria dos casos, as pessoas se recuperam descansando e bebendo muitos líquidos, e os sintomas desaparecem por conta própria dentro de alguns dias.

Quando o paciente tem dificuldade em respirar, não consegue reter líquidos ou sofre de outras condições pré-existentes, é importante entrar em contato imediatamente com um médico para ver as etapas a seguir.

O mesmo para aqueles pertencentes a grupos de risco, como idosos, mulheres grávidas ou pessoas com sistema imunológico comprometido.

-Como podemos impedir sua propagação?

Para evitar a transmissão do COVID-19, é recomendável lavar as mãos com frequência, principalmente antes de comer e depois de usar o banheiro, assoar o nariz, tossir ou espirrar.

Se você não conseguir, pode usar um desinfetante para as mãos à base de álcool com pelo menos 60% desse composto.

Você também deve evitar tocar seus olhos, nariz e boca; e desinfecte objetos e superfícies do cotidiano com sprays de limpeza.

O uso de máscaras ou máscaras é aconselhável, não tanto quanto uma medida geral, mas se for para quem tem a doença e a impede de se espalhar, ou para quem é profissional de saúde.

Ao tossir ou espirrar, cubra-se com um lenço ou as mangas do cotovelo, evitando usar as mãos.

Por outro lado, você pode tomar uma vacina contra a gripe se ainda não a recebeu nesta temporada.

Lembre-se de que, com mais informações, podemos cuidar melhor um do outro e reduzir os riscos de transmissão.

Convido você a ler este manual para saber tudo o que precisa sobre o COVID-19 e doenças virais contagiosas.

Parte I. Defesas, vias aéreas e vírus

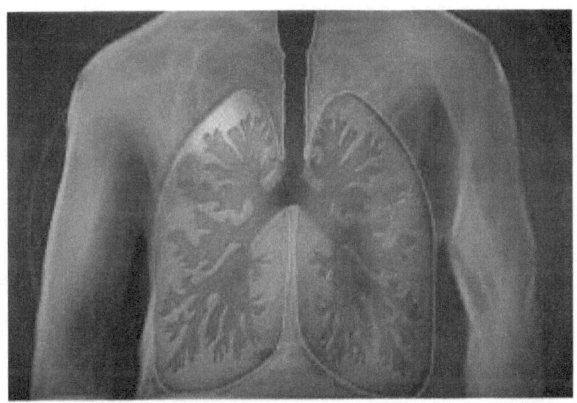

1. Tipos de Imunidade. Exemplos

-Doutor Mario, o que é o sistema imunológico?

O sistema imunológico é a defesa natural do corpo contra infecções e germes.

É composto de células, tecidos e órgãos que trabalham juntos para detectar, combater e destruir certos patógenos antes que causem danos ao corpo.

-Como esse sistema funciona?

Para impedir a entrada de germes, o corpo possui barreiras externas, como a pele e a mucosa. Quando são superados, os patógenos entram no corpo e começam a danificá-lo.

Para combater esse ataque, o sistema imunológico possui uma primeira linha de defesa formada por leucócitos ou glóbulos brancos. Essas células são encontradas no sangue e podem ser movidas para vários lugares do corpo para protegê-lo.

Uma vez detectados a entrada de microrganismos ou substâncias estranhas, os leucócitos penetram nos tecidos e, ao entrar em contato com os invasores, geram anticorpos para destruí-los.

-A que se refere o conceito de imunidade?

A imunidade é um estado de resistência natural ou adquirida que alguns indivíduos ou espécies possuem contra o ataque de um agente infeccioso ou tóxico.

Na medicina, esse conceito se refere à proteção que o sistema imunológico oferece ao organismo contra doenças.

-Quantos tipos de imunidade existem?

Existem dois tipos: a inata e a adquirida.

A primeira é uma imunidade disponível por herança ou por meios biológicos. Alguns indivíduos ou espécies têm a característica de não sofrer ou transmitir certas doenças, mesmo que nunca tenham tido contato com o agente que as causa.

Imunidade inata também se refere ao sistema de defesa com o qual você nasceu.

Adquirido, por outro lado, é um tipo de imunidade que é alcançado após a exposição a um determinado patógeno. Nesses casos, o corpo gera anticorpos e, em seguida, "lembra" o invasor e constrói uma defesa específica para evitar uma nova infecção semelhante no futuro.

-Você poderia nos dar exemplos de cada tipo de imunidade?

O reflexo da tosse, ácido gástrico, muco e lágrimas são exemplos de imunidade inata.

Enquanto isso, a proteção obtida com as vacinas é um caso de imunidade adquirida.

2. Imunidade humoral e celular

-O que é a imunidade humoral?

É um tipo de imunidade adquirida em que o sistema imunológico reconhece agentes invasores potencialmente perigosos e produz anticorpos para destruí-los.

Quando a ameaça é eliminada, as células armazenam essas informações na memória para que possam responder mais rapidamente a ataques futuros do mesmo germe.

-O que é imunidade celular?

É outro tipo de imunidade adquirida, na qual, contra um agente invasor, as células do sistema imunológico liberam substâncias específicas chamadas citocinas para destruí-las, sem a intervenção de anticorpos.

-Qual a diferença entre os dois tipos?

Em termos gerais, podemos dizer que a imunidade humoral atua contra microorganismos extracelulares e imunidade celular contra microorganismos intracelulares.

No primeiro, o ataque ocorre com anticorpos que inativam ou marcam agentes potencialmente perigosos a serem destruídos, enquanto no segundo são atacados diretamente pelas células.

3. Imunidade ativa e passiva

-O que é a imunidade ativa?

É um tipo de imunidade adquirida em que nosso próprio corpo gera anticorpos específicos contra um determinado patógeno depois de sofrer com ele.

Um exemplo disso são as vacinas, nas quais vírus atenuados são administrados ao organismo para que o corpo possa produzir defesas duráveis e resistentes.

-O que é imunidade passiva?

É um tipo de imunidade adquirida, na qual os anticorpos contra um determinado invasor são produzidos por um organismo diferente e é administrado à pessoa.

Por exemplo, são as defesas que são transmitidas de mãe para filho através do leite ou da placenta ou quando o soro sangüíneo de um doador imune é fornecido a um paciente doente.

4. Defesa contra agentes biológicos

-O que são agentes biológicos?

Agentes biológicos são todos aqueles microorganismos capazes de causar qualquer tipo de infecção, alergia ou toxicidade para seres humanos.

Estes podem ter diferentes formas e tamanhos. Os mais conhecidos são vírus, bactérias, fungos, endoparasitas humanos (protozoários e helmintos) e príons.

-O que são vírus?

Os vírus são organismos com uma estrutura muito simples, capaz de se reproduzir dentro de certas células, usando seu metabolismo.

São germes muito pequenos que invadem as células vivas e as usam para se multiplicar, causando danos, mutação, morte ou adoecimento.

Esses organismos são responsáveis pela produção de doenças infecciosas, como gripes, resfriados, AIDS, varíola, sarampo e COVID-19.

-Como é a defesa contra esses agentes biológicos?

Quando ocorre um ataque, o corpo primeiro tenta impedir a entrada desses invasores. Se eles conseguem entrar, o sistema imunológico procura uma maneira de combatê-los e destruí-los.

No caso de essas ações não serem totalmente eficazes, os patógenos se instalam no corpo e causam doenças.

5. Anatomia das vias aéreas

-O que são as vias aéreas?

As vias aéreas são o conjunto de órgãos que possibilitam a respiração.

As células do nosso corpo precisam de oxigênio para viver. Através da respiração, o oxigênio entra em nosso corpo e permite que o dióxido de carbono gerado pelas células saia quando realizam seu trabalho.

-Quais órgãos são parte das vias aéreas?

O sistema respiratório é constituído pelo nariz, faringe, laringe, traquéia, brônquios, bronquíolos e pulmões.

Além disso, diferentes estruturas, como o diafragma e os músculos intercostais, também participam da respiração.

-O que acontece com o oxigênio, quando entra no nosso corpo?

Quando entra em nosso corpo, é inalado para os pulmões e passa através das membranas finas dos alvéolos para a corrente sanguínea.

Lá, a hemoglobina a captura nos glóbulos vermelhos e flui para o coração, que bombeia esse sangue rico em oxigênio para os tecidos do corpo que precisam, através das artérias.

6. Barreiras, mucosa e epitélio respiratório

-Como os germes entram no nosso corpo pelas vias aéreas?

Quando respiramos o ar que entra no nosso corpo não está completamente limpo.

Contém produtos químicos e partículas orgânicas, como poeira, bactérias, fungos, vírus e pólen, que podem ser prejudiciais à nossa saúde.

-Quais são os mecanismos de defesa do sistema respiratório?

O sistema respiratório possui uma série de barreiras físicas para impedir a entrada de germes. Estes incluem pêlos nasais, mucosa, tosse e espirros.

Quando essas defesas falham em impedir a entrada e o desenvolvimento de patógenos, o próprio sistema imunológico se torna operacional.

-O que são membranas mucosas?

As membranas mucosas são uma série de membranas que circundam todo o sistema respiratório, da laringe aos brônquios, para protegê-lo. Para isso, secretam uma substância densa e pegajosa que cobre as paredes internas desses órgãos.

Quando agentes nocivos entram no corpo pelas vias aéreas e superam os pêlos nasais, eles são atraídos para esse muco viscoso, onde ficam presos e são expulsos pelo nariz e pela boca.

-O que acontece quando espirramos ou tossimos?

Quando partículas muito grandes entram no corpo para serem presas pela substância pegajosa da mucosa, o corpo ativa mecanismos de emergência para tentar expulsá-las.

No caso de espirros e tosse, há uma estimulação dos receptores nervosos, que removem grande quantidade de ar do corpo em alta velocidade, procurando também arrastar um corpo estranho.

-O que é o epitélio respiratório?

Este epitélio é um tecido que cobre a superfície, cavidades e ductos do trato respiratório, umedecendo-o e protegendo-o.

Funciona como uma barreira contra partículas e patógenos estranhos, prevenindo infecções e danos.

7. Infecções respiratórias agudas

-O que são infecções respiratórias agudas?

São infecções do trato respiratório com evolução inferior a 15 dias que podem ser transmitidas de pessoa para pessoa.

Eles podem ser leves, moderados ou graves e constituem uma das principais causas de morte em todo o mundo, principalmente em crianças menores de 5 anos e adultos acima de 65 anos.

-Quais são os sintomas mais comuns de uma infecção respiratória aguda?

Seus sinais mais frequentes incluem febre, tosse, letargia e dificuldade em respirar. Também dores de garganta, dores de cabeça, dores no peito e nas articulações.

-Qual é a principal complicação que essas infecções podem causar?

Em casos graves, essas infecções podem gerar pneumonia, onde um determinado vírus ou bactéria causa inflamação nos pulmões.

Esta doença é caracterizada por sintomas como febre alta, calafrios, dor intensa no peito, tosse e secreções e pode ser fatal.

8. Vírus respiratórios mais comuns

-Quais são os vírus respiratórios mais comuns?

Os vírus mais frequentes são o vírus sincicial respiratório, o rinovírus, a gripe e os adenovírus.

-O que é o vírus sincicial respiratório?

É um vírus que causa infecções pulmonares e do trato respiratório, principalmente em bebês, crianças pequenas, e em adultos mais velhos.

Seus sintomas variam dependendo da idade do infectado. Geralmente são moderados e incluem tosse, congestão nasal e febre baixa.

Em casos mais graves, pode haver dificuldade em respirar e descoloração azul devido à falta de oxigênio.

-O que é rinovírus?

É um vírus que pode causar resfriado comum, faringite, infecções de ouvido e sinusite. Em alguns casos, também pneumonia e bronquiolite.

O rinovírus é um dos patógenos humanos mais comuns e é facilmente transmitido de pessoa para pessoa.

-O que é gripe?

É uma doença respiratória causada pelo vírus influenza, que ataca principalmente o nariz, garganta e pulmões. É facilmente contagioso e possui um período de incubação entre 1 e 3 dias.

Seus sintomas são semelhantes aos de um resfriado, embora um pouco mais repentino e repentino. Estes incluem corrimento nasal, espirros e dor de garganta.

Esse vírus geralmente desaparece por conta própria, mas em alguns casos pode levar a complicações mais graves.

-O que são adenovírus?

Eles são um tipo de vírus que, além das vias aéreas, pode infectar as membranas dos olhos, intestinos, trato urinário e sistema nervoso.

Causam febre, resfriados, conjuntivite, diarréia, bronquite e pneumonia, entre outras doenças.

Os adenovírus atacam pessoas de qualquer idade, embora sejam mais frequentes em crianças.

9. Superinfecções bacterianas

-O que são bactérias?

As bactérias são microorganismos unicelulares que proliferam em diferentes tipos de ambientes. A maioria deles não é prejudicial e alguns são essenciais para o corpo humano, como os envolvidos na digestão dos alimentos.

No entanto, cerca de 1% pode ser prejudicial à saúde e causar doenças.

-Como eles são diferentes de vírus?

Os vírus são menores e precisam de hosts vivos para sobreviver, uma vez que não possuem mecanismos próprios. As bactérias, por outro lado, têm a propriedade de crescer e se reproduzir por conta própria.

No entanto, do ponto de vista médico, a principal diferença é que os antibióticos frequentemente matam bactérias, mas são ineficazes contra vírus.

-O que é superinfecção bacteriana?

É um conceito usado na medicina para casos de infecção respiratória viral, aos quais é adicionada uma complicação bacteriana.

Quando isso ocorre, as bactérias facilitam a replicação do vírus e vice-versa, o que piora a infecção e pode até ser fatal.

10. Complicações respiratórias superiores e inferiores

-Como são classificadas as infecções respiratórias?

Eles são classificados como altas e baixas, dependendo da área afetada.

As altas atingem desde as narinas até as cordas vocais na laringe, passando pelos seios paranasais e pelo ouvido médio.

As baixas, por sua vez, incluem aquelas que atingem da traquéia e brônquios aos bronquíolos e alvéolos.

-Quais são as complicações respiratórias superiores mais comuns?

Os mais comuns são rinite (resfriado comum), sinusite, gripe, infecções de ouvido, amigdalite, faringite e laringite.

A grande maioria dessas infecções é leve e tem início e fim naturais após certo período de tempo.

-Quais são as complicações mais comuns do trato respiratório inferior?

Nesse caso, os mais comuns são bronquiolite e vários tipos de pneumonia.

Em geral, infecções do trato respiratório inferior são geralmente mais graves do que infecções respiratórias superiores.

Parte II. Virologia, Coronavírus e COVID-19

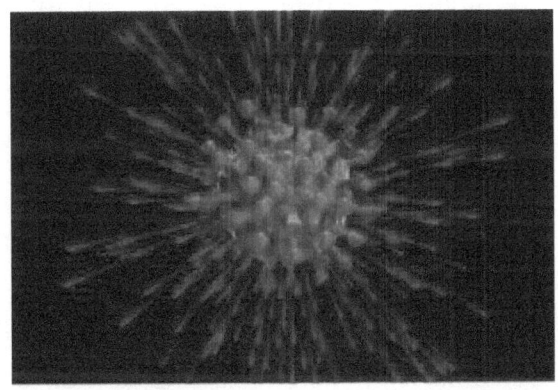

11. Tipos e características de vírus não respiratórios

-Dr. Mario, como são classificadas as infecções virais?

Essas infecções podem ser classificadas de acordo com o órgão mais afetado pelo vírus. Por exemplo, além de infecções respiratórias, existem infecções gastrointestinais, hepáticas, neurológicas e cutâneas virais, entre outros tipos.

-O que você pode nos dizer sobre infecções virais gastrointestinais?

A gastroenterite viral geralmente se espalha pelo contato com pessoas infectadas ou pela ingestão de alimentos ou líquidos contaminados. Seus sinais mais frequentes são diarréia, cólicas estomacais, vômitos e febre.

Entre esses vírus, o rotavírus geralmente afeta crianças; norovírus para crianças mais velhas e adultos; e astrovírus e adenovírus em bebês e crianças pequenas.

-E infecções hepáticas virais?

Entre essas doenças está a hepatite. O vírus da hepatite A é transmitido pela via fecal-oral; o vírus da hepatite B através de diferentes fluidos corporais, como sangue, sêmen e saliva; e o vírus da hepatite C é transmitido sexualmente ou através do sangue.

Além disso, outros vírus que podem afetar o fígado são citomegalovírus, Epstein-Barr, febre amarela e rubéola.

-Como são as infecções neurológicas virais?

Estes são um grupo variável de infecções que afetam o sistema nervoso central e suas causas podem ser agentes infecciosos de vários grupos virais, além de bactérias e fungos.

Dentro dos vírus, existe um grupo chamado arbovírus, pois eles geralmente são transmitidos aos seres humanos através da picada de artrópodes que ingerem sangue, como mosquitos e carrapatos.

A maioria dos casos de encefalite, que envolve inflamação do cérebro devido à infecção, é viral.

-Quais outros tipos de vírus não respiratórios são mais reconhecidos?

Entre outros, podemos citar os vírus do herpes, que causam mononucleose, herpes genital e resfriado e catapora, entre outras doenças.

Também para o vírus do papiloma humano, que causa lesões epiteliais, como verrugas.

Outros casos são o vírus do sarampo e caxumba e o HIV, que é transmitido sexualmente, pelo sangue ou pelo leite materno, e causa AIDS.

12. Gripe e vírus mais respiratórios mais graves

-O que é a gripe e o que a causa?

A gripe é uma infecção respiratória viral que infecta o nariz, garganta e pulmões. É causada pelo vírus influenza que se espalha de pessoa para pessoa e se espalha facilmente.

Quando um paciente tosse, espirra ou fala, ele expele pequenas gotas de ar que podem cair na boca ou no nariz das pessoas próximas.

Além disso, também é possível se infectar ao tocar em um objeto ou superfície que contenha o vírus e passar essa mão pela boca, nariz ou olhos.

-Quais complicações a gripe pode trazer?

Em casos graves, pode levar a pneumonia (inflamação dos pulmões), encefalite (inflamação do cérebro), miocardite (inflamação do coração), meningite (inflamação das meninges) e convulsões.

-Quais são os vírus respiratórios mais agressivos?

Além da gripe, podemos mencionar febre hemorrágica de Marburg, vírus Ebola, hantavírus, influenza aviária, influenza suína (H1N1) e coronavírus.

-O que é febre hemorrágica de Marburg?

É uma doença causada por um dos vírus mais mortais, com uma taxa de mortalidade de 90%. Causa febre severa, dor de cabeça, convulsões e sangramento da mucosa, pele e órgãos internos. No momento não há vacinas para combatê-lo.

-O que é o vírus Ebola?

É um vírus semelhante ao anterior, que causa hemorragias por todo o corpo, febre e diarréia. Sua taxa de mortalidade é de 70% e até o momento também não existem vacinas.

-O que é hantavírus?

É um grupo de vírus que se espalham por exposição aos excrementos de roedores infectados. Eles causam febre e insuficiência pulmonar e renal.

-O que é gripe aviária?

É um tipo de gripe que afeta principalmente aves, mas também pode se espalhar para os seres humanos. Seus sintomas mais comuns são febre alta, diarréia, vômito, dor abdominal e sangramento. Sua taxa de mortalidade é de 70%.

-O que é a gripe suína (H1N1)?

É um tipo de gripe transmitida por porcos. Seus sinais mais comuns são febre, dor de cabeça, tosse, náusea e vômito.

13. Coronavírus: tipos, forma e estrutura

-O que são coronavírus?

Os coronavírus são uma ampla família de vírus que podem causar várias condições, de um resfriado comum a doenças mais graves, como a síndrome respiratória do Oriente Médio (MERS-CoV) e a síndrome respiratória aguda grave (SARS-CoV).

O SARS-CoV-2, que causa a doença de COVID-19, é uma nova cepa que nunca foi encontrada antes em humanos.

-Quantos tipos de coronavírus existem?

Há um grande número de coronavírus que causam doenças respiratórias, gastrointestinais, hepáticas e neurológicas em animais.

Destes, atualmente existem apenas 7 que podem causar doenças em humanos. Eles são chamados de HCovs (coronavírus humano).

-Qual é a forma e a estrutura dos coronavírus?

Essa família de vírus é chamada de coronavírus porque, vista ao microscópio, suas superfícies têm pontas em forma de coroa.

Sua estrutura é composta por um envelope que envolve uma única cadeia de ácido ribonucleico (RNA, o material genético do vírus) e uma membrana lipídica da glicoproteína, da qual se projetam várias proteínas com funções diferentes.

Entre elas, a proteína S permite que o vírus entre nas células, a proteína E é essencial para infectar outras, e a proteína N permite que ocultem o material genético.

14. Classificação dos coronavírus

-Quais são os sete coronavírus que afetam os seres humanos?

Os quatro mais comuns são HCoV-229E, HCoV-OC43, HCoV-NL63 e HCoV-HKU1. Estes não são perigosos e são encontrados principalmente em resfriados que não ameaçam a vida. Acredita-se que muitas pessoas tenham desenvolvido defesas contra elas e sejam imunizadas.

Dos três restantes, o primeiro que apareceu foi o vírus da síndrome respiratória aguda grave (SARS-CoV). Surgiu na China em 2002 e causou 800 mortes, com uma letalidade de 9,6%.

O segundo foi o vírus da síndrome respiratória do Oriente Médio (MERS-CoV), que entrou em erupção em 2012 e se espalhou para 27 países da Ásia, Europa, África e América do Norte. Foi mais letal que o anterior (34,5%) e causou 850 mortes.

O terceiro é o atual coronavírus SARS-CoV-2, que surgiu na China no final de 2019 e se espalhou por todo o mundo.

Sua taxa de mortalidade é relativamente baixa em comparação com as outras duas, entre 3 e 4%, mas sendo tão grande o número de vítimas é muito maior.

15. Coronavírus transmitidos por animais

-Quais são os animais que transmitem coronavírus?

Existem muitos animais selvagens que carregam patógenos e são possíveis transmissores de doenças contagiosas. Entre aqueles que sabemos que podem hospedar o coronavírus estão morcegos, civetas, texugos, ratos de bambu e camelos selvagens.

-Como os coronavírus são transmitidos de animais para humanos?

Em geral, esse tipo de contágio ocorre quando os seres humanos invadem os espaços onde vivem os animais selvagens e quando são caçados para comer ou serem vendidos.

Certos animais estão acostumados a conviver com certos vírus. O problema ocorre quando o homem lida com esses animais e o vírus sofre mutação para se alojar e sobreviver em outras espécies.

Embora o animal que causou o atual surto de coronavírus ainda não esteja confirmado, as teorias apontam para morcegos. A transmissão desses animais aos seres humanos poderia ter ocorrido após a mutação através de um ou mais hospedeiros intermediários.

-Por que esses surtos geralmente surgem no Oriente?

Uma das razões é o grande número de habitantes que muitos desses países possuem.

A rápida urbanização que essas regiões estão tendo, onde quase 60% da população mundial já vive, faz com que invadam espaços onde vivem animais selvagens. Isso força a proximidade das populações humanas e de animais domésticos, facilitando o contágio.

Por outro lado, os hábitos alimentares desses países, que incluem morcegos e cobras entre outros animais silvestres, geralmente geram esse tipo de desenvolvimento, como já havia acontecido com a gripe aviária e suína e com os coronavírus.

-Os nossos animais de estimação podem transmitir coronavírus?

Até o momento, não há evidências de que animais de estimação, como cães ou gatos, possam transmitir esse tipo de vírus.

16. Persistência em diferentes ambientes

-Quanto tempo os coronavírus vivem nos ambientes?

Em geral, essa classe de vírus tem a capacidade de sobreviver várias horas em superfícies lisas e, se a temperatura e a umidade forem adequadas, pode durar até dias.

No entanto, é possível deixá-los inativos rapidamente usando desinfetantes comuns ou expondo-os a temperaturas mais altas.

-Quanto tempo o novo coronavírus fica no ar?

Acredita-se que o novo coronavírus seja capaz de sobreviver no ar por pelo menos 30 minutos.

-Qual é a sua sobrevivência do novo coronavírus para outros ambientes?

Embora ainda não existam dados conclusivos, um estudo realizado na China indica que o tempo de sobrevivência do novo coronavírus em diferentes temperaturas ambientais é o seguinte:

-Ar a 10-15 ° C: 4 horas.

-Tosse a 25 ° C: 24 horas.

-Mãos a 20-30 ° C: menos de 5 minutos.

-Roupas a 10-15 ° C: menos de 8 horas.

-Madeira a 10-15 ° C: 48 horas.

-Aço inoxidável a 10-15 ° C: 24 horas.

17. Diferenças entre COVID-19 e coronavírus anteriores

-Quais são as diferenças entre o novo coronavírus e os anteriores?

Como já mencionei, embora o COVID-19 seja menos letal, é muito mais infeccioso, causando a propagação rápida.

Em relação ao período de incubação (o tempo entre a infecção e o aparecimento dos sintomas da doença), o do novo vírus é de 2 a 14 dias, enquanto o da SARS é de 2 a 7 dias e o de MERS 6 dias.

18. Virulência de SARS-CoV-2

-Quão contagioso e virulento é o novo coronavírus?

Para medir sua virulência, tanto a infectividade quanto a letalidade devem ser consideradas. O SARS-CoV-2 é altamente infeccioso e sua taxa de mortalidade é de 3 a 4%. Isso significa que é quase duas vezes mais contagiosa que a gripe e, portanto, sua mortalidade, embora menor que a gripe, se acumula rapidamente.

No entanto, é menos letal do que os coronavírus anteriores: a taxa de mortalidade por SARS é de 9,6 % e para MERS 34,5 %.

-Qual é a diferença entre epidemia e pandemia?

Uma epidemia é chamada de doença que se espalha por algum tempo por um determinado país, atacando simultaneamente um grande número de pessoas.

Isso se torna uma pandemia quando a doença se espalha para muitos países ou ataca quase todos os indivíduos em uma localidade ou região.

-Por que esse vírus se tornou uma pandemia?

Devido às mutações antigênicas sofridas pelo vírus, os humanos não têm imunidade contra essa cepa.

Isso, além do fato de haver mais de uma rota de transmissão, fez com que o COVID-19 se espalhasse por quase todo o mundo, afetando um número significativo de pessoas.

19. Imunidade frente à COVID-19

-Os humanos podem desenvolver imunidade ao novo coronavírus?

Ainda é muito cedo para dar uma resposta. No momento, não há dados científicos determinantes sobre a duração dos anticorpos imunes protetores gerados em pacientes que tiveram a doença e foram curados.

No entanto, esses pacientes podem ser protegidos contra infecções futuras.

- Essas pessoas recuperadas seriam imunes ao vírus por toda a vida?

Os anticorpos protetores geralmente são produzidos duas semanas após uma infecção e podem durar várias semanas ou até muitos anos no corpo, impedindo a reinfecção.

Por exemplo, os anticorpos criados contra o sarampo proporcionam uma imunidade vitalícia. Enquanto isso, aqueles criados contra os coronavírus que causam um resfriado comum duram entre um e três anos.

-Como foi a imunidade nos casos de SARS e MERS?

A maioria das pessoas infectadas com SARS desenvolveu imunidade a longo prazo, variando de oito a dez anos. No caso do MERS, foi muito menor. Estima-se que a imunidade contra o COVID-19 possa ser de pelo menos 1 ou 2 anos, embora no momento não haja dados concretos a esse respeito.

-Quais benefícios poderiam gerar imunes ao vírus?

As pessoas imunes podem ajudar a cuidar dos doentes graves até a liberação da vacina. Além disso, seus anticorpos poderiam ser fornecidos a pacientes necessitados usando soro sanguíneo.

Por outro lado, o aumento da imunidade também é a maneira pela qual a pandemia é derrotada, pois, como há menos pessoas a infectar, o vírus perde força e até o público vulnerável fica menos exposto ao contágio.

Parte III, Riscos e transmissão entre seres humanos

20. Características epidemiológicas

-Dr. Mario, quais são os estágios epidemiológicos do COVID-19?

O novo coronavírus passou por quatro estágios desde o seu início: primeiro começou como um surto local, depois continuou com uma transmissão comunitária e continuou com um contágio generalizado, que se transformou primeiro em epidemia e finalmente em pandemia.

-Como foi o desenvolvimento dessas etapas?

No caso da China, onde se originou o surto, o cenário local ocorreu principalmente no mercado de Wuhan, onde foram vendidos frutos do mar, polvo, cobras, morcegos e texugos, entre outros animais.

Em seguida, a transmissão da comunidade atacou toda a cidade de Wuhan, por meio de contato direto pessoa a pessoa.

Finalmente, a difusão continuou rapidamente em todo o país e depois se espalhou para o resto do mundo.

-Como foi a dinâmica de transmissão no caso chinês?

No estágio inicial, o período médio de incubação do vírus foi de 5,2 dias. Enquanto isso, o número de pessoas infectadas dobrava a cada 7,4 dias e o intervalo de transmissão de uma pessoa para outra era de 7,5 dias.

Estima-se que cada paciente infectou entre 2,2 e 3,8 pessoas em média. Em relação à idade das pessoas afetadas, 87% eram pessoas entre 30 e 79 anos.

Do total de casos, 81% foram leves, 14% graves e 5% críticos.

-Qual foi o intervalo médio de tempo entre o início da doença e a hospitalização?

Nos casos leves, o intervalo foi de 5,8 dias.

Nos casos graves, o intervalo até a internação foi de 7 dias e 8 dias até o diagnóstico.

Finalmente, para os casos de mortalidade, o intervalo até o diagnóstico foi de 9 dias e 9,5 dias até a morte.

-Quanto tempo dura a infecção por esse vírus?

A duração da doença varia de pessoa para pessoa. Sintomas leves em um indivíduo saudável podem desaparecer sozinhos em alguns dias, geralmente cerca de uma semana, como no caso da gripe.

Por outro lado, a recuperação de um paciente com outros problemas de saúde pode levar semanas e, em casos graves, ser fatal.

21. Rotas de transmissão mais comuns

-Como a COVID-19 se espalha?

Esta doença é transmitida através do contato direto ou com secreções de pessoas infectadas, como tosse ou espirros.

Também tocando em um objeto ou superfície que tenha o vírus e passando as mãos pela boca, olhos ou nariz antes de lavá-los adequadamente.

De qualquer forma, as formas de propagação ainda estão sendo investigadas.

-A doença pode ser transmitida pelo ar?

Estudos realizados até o momento indicam que esse vírus é transmitido principalmente pelo contato com gotas respiratórias, e não pelo ar.

No entanto, há relatos confirmando que a propagação do vírus no ar é mais sustentada do que o considerado no início da pandemia.

-É possível contrair esta doença em contato com uma pessoa que não apresenta sintomas?

Como a inalação das gotas expelidas por alguém ao tossir ou espirrar é a principal fonte de infecção, o risco de contrair a doença de alguém que não mostra sinais é baixo.

No entanto, muitas pessoas com COVID-19 apresentam apenas sintomas leves. Dessa forma, é possível obter o vírus de alguém que, por exemplo, tenha apenas uma tosse leve e não se sinta doente.

-É possível espalhar essa doença pelo contato com as fezes de uma pessoa doente?

Embora as primeiras investigações mostrem que, em alguns casos, o vírus pode estar presente nas fezes das pessoas infectadas, o risco de contágio parece ser baixo.

No entanto, por mais improvável que seja, é recomendável lavar as mãos com frequência depois de usar o banheiro e antes de comer.

-A doença pode ser transmitida de mãe para filho?

Os primeiros estudos indicam que não há transmissão vertical antes, durante e após o parto das mães infectadas para os filhos. De qualquer forma, a investigação continua.

-É seguro apertar a mão de uma pessoa infectada?

Não. Os vírus respiratórios podem se espalhar apertando as mãos e tocando nos olhos, nariz e boca.

O mais seguro é evitar o contato físico ao cumprimentar um ao outro ou fazê-lo com um gesto, um arco da cabeça ou um arco.

-As luvas ajudam a prevenir a infecção por vírus?

Não. O fato de usá-los não impede o contágio, pois se a pessoa tocar seu rosto com a luva, o vírus pode ser transmitido da mesma maneira que com a mão.

-Posso obter COVID-19 de uma transfusão de sangue?

No momento, não há evidências que indiquem que esse coronavírus possa ser transmitido através de uma transfusão de sangue.

22. Transmissão por gotas de ar

-Como é a transmissão por gotas de ar?

Gotas são pequenas partículas esferoidais que contêm água, com um diâmetro superior a 5 mícrons. As respiratórias são geradas principalmente ao tossir, espirrar ou falar.

Essas gotas são lançadas a um ou dois metros da pessoa que as emite e podem infectar uma pessoa próxima e inalá-las.

Devido ao seu tamanho e peso, as gotículas não ficam suspensas no ar por muito tempo e caem rapidamente no chão.

-Que outras doenças são transmitidas através de gotas respiratórias?

Além do COVID-19, outros vírus que são transmitidos dessa maneira incluem influenza, coronavírus SARS, adenovírus, rinovírus, micoplasma, estreptococo do grupo e meningococo.

-Em que outras circunstâncias podem ser geradas gotas respiratórias?

Essas gotas também podem ser geradas durante procedimentos invasivos do trato respiratório, como aspiração ou broncoscopia, intubação traqueal, ressuscitação pulmonar e movimentos estimulantes da tosse, como mudanças de posição na cama ou tapinhas nas costas.

-Como é a transmissão por via aérea?

Este tipo de contágio é conhecido como transmissão de aerossol. Aerossóis são suspensões de pequenas partículas ou gotículas com menos de 5 mícrons de diâmetro que contêm patógenos.

Até agora, a Organização Mundial da Saúde assegurou que não há evidências suficientes para sugerir que o COVID-19 seja transmitido pelo ar, exceto em certos contextos médicos, como quando um paciente infectado é intubado.

No entanto, alguns cientistas sustentam que há evidências preliminares de que esse tipo de contágio poderia ocorrer. Portanto, recomenda-se tomar precauções, como aumentar a ventilação das salas, para reduzir os riscos.

23. Transmissão por contato indireto

-Como é a transmissão por contato indireto?

Esse tipo de transmissão ocorre quando as gotas que contêm o vírus são depositadas na superfície de um objeto, como um telefone celular ou quando passamos por uma escada.

Se uma pessoa toca esses objetos e passa a mão pela boca, olhos ou nariz, ela pode ser infectada.

-Quanto tempo esse vírus sobrevive na superfície?

No momento, não se sabe ao certo. Em geral, essa classe de vírus tem a capacidade de sobreviver várias horas em superfícies lisas e, se a temperatura e a umidade forem adequadas, pode durar até dias.

No entanto, é possível deixá-los inativos rapidamente usando desinfetantes comuns ou expondo-os a temperaturas mais altas.

-É seguro receber um pacote de uma área onde foram relatados casos de COVID-19?

Sim. A probabilidade de contrair o vírus por contato com uma embalagem que foi manipulada, transportada e exposta a diferentes condições e temperaturas é muito baixa.

-Que medidas de proteção podem ser tomadas para evitar esse tipo de infecção?

A lavagem frequente das mãos com água e sabão ou um desinfetante à base de álcool é essencial. Evite tocar nos olhos, nariz e boca também.

Por outro lado, também é importante desinfetar objetos e superfícies de uso diário com sprays de limpeza.

24. Riscos para contatos mais próximos

- O que se entende por contato próximo?

Contatos íntimos são todos aqueles que têm um relacionamento com um paciente infectado ou suspeito.

Isso inclui, por exemplo, todos que vivem, estudam ou trabalham com essa pessoa e também aqueles que compartilham o mesmo transporte ou elevador.

-O que acontece no caso de um paciente hospitalizado?

Nesse caso, consideram-se contatos estreitos com médicos, funcionários do hospital, familiares ou amigos que estiveram com o paciente sem tomar medidas de proteção eficazes durante sua permanência no centro médico.

Também para outros pacientes e acompanhantes que compartilham o mesmo quarto com os infectados.

25. Observação médica para contatos por 14 dias

-Por que os contatos próximos devem passar por uma quarentena de 14 dias?

O período de incubação (o tempo entre a infecção e o aparecimento dos sintomas da doença) do novo vírus é entre 2 e 14 dias.

Portanto, é importante proteger e monitorar contatos próximos para detectar se eles estão infectados e, ao mesmo tempo, impedi-los de transmitir a doença a mais pessoas.

-O que é evitado com esta medida?

Essas pessoas podem ficar sem sintomas por vários dias após serem infectadas. Isso significa que eles parecem completamente saudáveis, mas estão transmitindo inconscientemente a doença a outras pessoas.

Com a quarentena, esse possível contágio é evitado. Portanto, é importante que as pessoas não esperem que os sinais da doença apareçam para se isolar.

26. Corte da cadeia de transmissão

-O que é o distanciamento social?

O distanciamento social é uma medida que as autoridades de saúde pública recomendam para diminuir a propagação de uma doença transmitida de pessoa para pessoa.

Quando os infectados pelo vírus ficam longe dos outros, eles não podem infectar ninguém. Dessa forma, há menos pessoas doentes ao mesmo tempo.

-Qual é o distanciamento social?

Essa medida serve para reduzir o potencial de transmissão de doenças. Se feito corretamente e em larga escala, a distância social quebra ou diminui a cadeia de contágio.

Isso ajuda a proteger públicos vulneráveis e reduz a carga de atendimento em hospitais, evitando o colapso do sistema de saúde.

-O que implica distanciamento social?

Este conceito implica deixar uma distância de mais de dois metros com outras pessoas; e evite multidões, reuniões de massa e reuniões de família e amigos em ambientes fechados.

Evite também apertar as mãos, abraçar ou beijar outras pessoas; e não visitar pessoas vulneráveis, como em lares de idosos ou hospitais, bebês ou pessoas com sistema imunológico comprometido.

Nas áreas irrigadas, todos devem ficar em casa o máximo possível para evitar a propagação do vírus.

-Que medidas maciças estão sendo tomadas nas comunidades afetadas para facilitar o distanciamento social?

Quarentenas gerais estão sendo decretadas em muitas das comunidades afetadas ou em risco. Isso inclui o fechamento de fábricas, escritórios, bancos, escolas, teatros, cinemas, shopping centers, restaurantes, academias e lojas não essenciais, e a suspensão de shows, eventos esportivos, culturais e sociais.

Alguns países também fecharam suas fronteiras e estão proibindo cidadãos de sair sem justificativa.

27. Grupos de risco mais suscetíveis ao contágio

-Há pessoas que correm mais risco de se infectar do que outras?

Sendo uma nova cepa de vírus que nunca foi encontrada antes em humanos, somos todos suscetíveis a ela por não ter imunidade.

Se exposto ao vírus, qualquer pessoa pode ser infectada, com ou sem função imunológica normal.

Por exemplo, as crianças correm tanto o risco de contrair a doença quanto os adultos. No entanto, em geral, os sintomas neles são mais leves do que nos idosos.

-Existem pessoas que apresentam maior risco de gravidade se estiverem infectadas?

Sim. Pessoas com mais de 60 anos, pessoas com doenças respiratórias ou cardiovasculares e pessoas com doenças como diabetes têm maior risco de infecção.

Além disso, naqueles com função imunológica deficiente, como idosos, mulheres grávidas ou pessoas com disfunção hepática ou renal, a doença progride relativamente rapidamente e os sintomas são mais graves.

Parte IV Casos, clínica e possíveis complicações

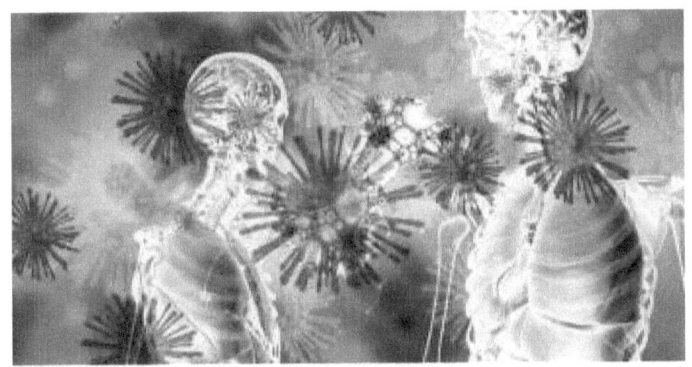

28. Casos subclínicos

-Dr. Mario, quais são as manifestações clínicas da COVID-19?

Em geral, a primeira coisa que aparece nesses pacientes é febre, embora alguns apresentem apenas calafrios e sintomas respiratórios.

Isso pode ser acompanhado por falta de ar, tosse seca, cansaço e diarréia, entre outros sintomas. Enquanto isso, coriza e catarro são raros.

Por outro lado, as radiografias de tórax mostram características de pneumonia viral e durante o estágio inicial da doença a contagem de glóbulos brancos é normal ou menor que o normal, enquanto a contagem de linfócitos pode diminuir.

-Em que porcentagens esses sintomas ocorrem no início da infecção?

A febre aparece em 88% dos casos. Enquanto a tosse seca ocorre em 67%, fadiga em 38%, dificuldade em respirar em 19% e dor muscular em 15%.

-Como é a evolução da doença normalmente?

A maioria dos pacientes tem um bom prognóstico e os sintomas desaparecem em alguns dias.

Em outros, no entanto, a recuperação pode levar várias semanas e se tornar crítica e até fatal.

29. Casos suspeitos

-O que é considerado um caso suspeito de COVID-19?

Embora todas as pessoas possam estar infectadas, há três casos considerados altamente suspeitos:

Paciente com infecção respiratória aguda com início súbito de febre, tosse ou falta de ar, sem qualquer outra causa explicativa e com histórico de viagem ou residência em uma região que relata transmissão local ou comunitária da doença nos últimos anos 14 dias.

Paciente com qualquer doença respiratória aguda que tenha estado em contato próximo com um caso confirmado ou provável de COVID-19 nos últimos 14 dias antes do início dos sintomas.

Paciente com infecção respiratória aguda com febre, tosse ou falta de ar, necessitando de hospitalização sem qualquer outra causa para explicar esse quadro clínico.

-O que é considerado um caso provável de COVID-19?

Qualquer caso suspeito de COVID-19 em que os testes laboratoriais não foram conclusivos é denominado provável.

30. Casos confirmados

-O que é considerado um caso confirmado de COVID-19?

Qualquer pessoa com confirmação laboratorial positiva do vírus é considerada, independentemente dos sinais ou sintomas clínicos que apresentarem.

-E os casos descartados?

São casos suspeitos em que os testes laboratoriais para detectar o vírus foram negativos.

31. Sintomas mais comuns da doença

-Quais são os sintomas mais comuns da COVID-19?

Como discutimos, os sinais mais comuns são febre, tosse, dor de garganta ou dor de cabeça, falta de ar ou dificuldade em respirar, calafrios e desconforto geral.

Também pode ter coriza e fleuma, embora sejam raros nesses casos.

-Qual é a gravidade desses sintomas?

A gravidade pode variar de leve a grave. Outros, por outro lado, podem ter o vírus e não mostrar sinais.

Do total infectado, cerca de 80% se recupera da doença sem a necessidade de qualquer tratamento especial.

No restante dos casos, cerca de 15% são graves e 5% ou críticos.

32. Sinais clínicos para procurar

-Quais sinais clínicos podem indicar a presença deste vírus?

Nesses pacientes, a quantidade de plaquetas circulantes na corrente sanguínea é baixa (trombocitopenia) é frequente, o que é considerado um mau sinal.

Por seu lado, o número de leucócitos no sangue não fornece informações precisas sobre esta doença. Foram notificados casos de leucopenia (abaixo do normal) e leucocitose (aumento no número).

Quanto à contagem de linfócitos, sua diminuição é mais comum e geralmente aparece em 80% dos pacientes.

-Quais marcadores inflamatórios são comuns nesses pacientes?

O nível de procalcitonina no sangue geralmente é normal no início da doença, mas aumenta em pacientes que necessitam de tratamento intensivo.

Em casos graves, o dímero D também é elevado.

Por outro lado, a proteína C reativa (PCR) e a taxa de sedimentação globular também aumentam na maioria dos infectados, enquanto em alguns casos apresentam enzimas hepáticas elevadas, enzimas musculares e mioglobina.

33. Testes de laboratório importantes

-Como é diagnosticada a COVID-19?

Exames laboratoriais de amostras do trato respiratório superior (saliva e líquido nasal) e inferiores (substâncias da garganta e brônquios) são necessários para confirmar esta doença.

Uma análise de coagulação sanguínea, outra bioquímica e um hemograma também são geralmente realizados, juntamente com testes de anticorpos e isolamento de vírus que permitem sua identificação e outras doenças descartadas.

-Em que consiste o teste de PCR?

Este teste é conhecido como reação em cadeia da polimerase (PCR). Permite verificar se, nas células de uma pessoa, existem fragmentos do material genético de um determinado patógeno ou microorganismo que causa alguma doença.

No caso particular da COVID-19, o objetivo é detectar a presença de uma molécula de ácido ribonucleico (RNA, o material genético do vírus). Se aparecer, significa que o paciente está infectado.

-Quais são as vantagens e desvantagens deste método?

O teste de PCR tem a vantagem de ser muito específico, pois permite diferenciar entre dois patógenos muito semelhantes. Também é muito eficaz, pois pode detectar o vírus nos estágios iniciais da infecção.

Pelo contrário, sua desvantagem é que os resultados demoram algumas horas para sair, o que pode ser um problema em emergências.

-Como esse teste é realizado?

Para fazer este estudo, você primeiro precisa obter uma amostra de células do paciente. Para fazer isso, um cotonete é inserido nas narinas ou no fundo da garganta e é repetidamente esfregado na mucosa.

Esse processo é indolor, embora possa causar um leve desconforto.

-Quais são os testes rápidos de coronavírus?

São testes que usam amostras de sangue para detectar os anticorpos produzidos contra a doença ou amostras respiratórias para procurar proteínas de vírus.

Ao contrário da PCR, esses testes são úteis a partir do quinto dia de infecção. Eles também têm a desvantagem de não serem tão eficazes e específicos.

-Como é realizado o teste rápido?

Nesse caso, a amostra é colocada em uma tira de teste com um líquido, o que faz com que os anticorpos sejam detectados.

Nas tiras algumas bandas aparecem com o resultado, como nos testes de gravidez.

-Quanto tempo leva para obter os resultados desses testes?

Em geral, o teste de PCR leva entre 4 horas e 6 horas, mas devido à alta demanda resultante da pandemia, a espera pode demorar até dois dias.

Por seu lado, testes rápidos permitem obter resultados em 15 minutos.

-Os testes são cem por cento eficazes?

Não. Os testes podem falhar, embora se espere que tenham uma confiabilidade superior a 80%.

-O que é recomendado fazer com os resultados?

Se positivo, recomenda-se a confirmação de um segundo teste direcionado a um gene SARS-CoV-2 diferente.

Em caso de resultar negativa, mas persistente a suspeita da doença, recomenda-se colher novas amostras de outros locais do trato respiratório.

-Quem deve se submeter a esses estudos?

As pessoas que foram listadas como casos suspeitos devem ser submetidas a esses exames para investigar a presença de SARS-CoV-2 e outros patógenos respiratórios.

No entanto, devido ao crescimento da pandemia, é cada vez mais recomendado que mais pessoas sejam submetidas a esses testes. Por exemplo, pessoal de saúde e outros serviços essenciais, e especialmente pessoas vulneráveis, como idosos em casas de repouso, mesmo que não sejam graves.

-Quais controles são geralmente realizados em pessoas que chegam de regiões que relatam transmissão local ou comunitária da doença?

As pessoas que chegam das áreas afetadas geralmente são monitoradas nos aeroportos com câmeras térmicas e termômetros digitais para detectar possíveis casos de coronavírus.

Também é comum que respondam a um questionário e, em caso de suspeita, passem por uma avaliação ou os levem a um hospital para exames.

34. Radiografias e tomografia de tórax

-Como estão os resultados das radiografias de tórax em pacientes com COVID-19?

Nos estágios iniciais, esses estudos mostram várias pequenas sombras irregulares e alterações intersticiais, especialmente no terço periférico do tórax, que depois evoluem para opacidades bilaterais em vidro fosco e infiltrados pulmonares.

Em casos graves, são observadas consolidações pulmonares e até "branqueamento" dos pulmões.

Derrames pleurais são raros.

-Como são os resultados das tomografias computadorizadas de tórax em pacientes com COVID-19?

Nesses pacientes, o vírus se manifesta com imagens em vidro fosco bilaterais e opacidades pulmonares consolidadas.

Opacidades nodulares, padrão de pavimentação maluco e distribuição periférica da condição podem ser características adicionais úteis no diagnóstico precoce.

Por outro lado, cavitação pulmonar, nódulos pulmonares discretos, derrames pleurais e linfadenopatia estão caracteristicamente ausentes nesses pacientes.

Por sua vez, as imagens de acompanhamento mostram uma progressão leve ou moderada da doença, que se manifesta pelo aumento da extensão e densidade das opacidades do espaço aéreo.

-Estes estudos servem para diagnosticar a COVID-19?

O uso de radiografias de tórax ou tomografia computadorizada não é recomendado para diagnosticar esta doença, pois seus resultados não são específicos para esse vírus. Por exemplo, um paciente com gripe pode ter resultados semelhantes aos da COVID-19.

Por sua vez, a ausência de achados anormais na tomografia computadorizada inicial não descarta a presença de infecção por esse vírus. Isso pode ocorrer porque a incubação leva vários dias para a infecção causar exames anormais.

De qualquer forma, embora as informações fornecidas por esses estudos não sejam conclusivas, elas fornecem indicadores interessantes a serem considerados para acelerar o diagnóstico, iniciar o tratamento e isolar os pacientes nos casos em que necessário.

35. Complicações leves

-Quais são as pequenas complicações sofridas pelos infectados por esse vírus?

Além de febre, tosse, falta de ar e cansaço, as pessoas infectadas podem sentir dor de cabeça, dor de garganta, congestão nasal e sintomas gastrointestinais, como diarréia, náusea e vômito.

Muitos pacientes com COVID-19 sofrem de problemas digestivos mesmo antes dos sinais respiratórios.

36. Complicações graves

-Quais são as graves complicações sofridas pelos infectados por esse vírus?

Em casos graves, muitos pacientes sofrem de pneumonia (inflamação nos pulmões), síndrome do desconforto respiratório agudo, choque séptico, acidose metabólica irreversível e distúrbios hemorrágicos.

Bronquite e insuficiência renal ou de outros órgãos também são comuns nesse grupo.

-Quem costuma sofrer com essas complicações graves?

Em geral, pacientes com esse tipo de complicação são pessoas com mais de 60 anos de idade e pacientes com função imunológica deficiente.

Também aqueles com doenças respiratórias ou cardiovasculares, diabetes, disfunção hepática ou renal, pressão alta e alguns tipos de câncer.

-Os pacientes recuperados têm sequela pulmonar?

Embora ainda seja prematuro demais tirar conclusões porque a doença é muito recente, foram detectados casos em que o pulmão fica com algum tipo de fibrose.

Assim também depende de qual era o estado do órgão antes da doença.

37. Outras Complicações

-Que outras complicações a COVID-19 pode causar?

Essa condição também pode causar danos ao coração, mesmo em pacientes que não têm problemas cardíacos anteriores.

A COVID-19 pode causar síndromes coronárias agudas, arritmias e o desenvolvimento ou exacerbação de insuficiência cardíaca.

-O que causa essa doença no sistema cardiovascular?

O vírus gera uma grande inflamação que causa a formação de coágulos sanguíneos. No entanto, diferentemente dos ataques cardíacos comuns, a trombose causada por COVID-19 ocorre em artérias microcirculantes muito pequenas, nas quais o cateter não pode ser inserido para realizar angioplastia

Isso agrava notavelmente a imagem, já que eles não podem ser descobertos.

Parte V. Pneumonia adquirida na comunidade

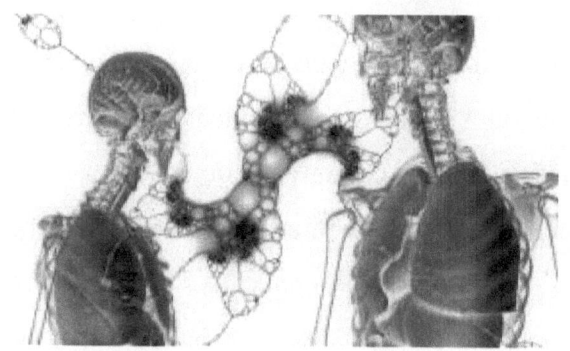

38. Conceitos

-Dr. Mario, o que é pneumonia adquirida na comunidade?

A pneumonia é uma infecção respiratória na qual os sacos de ar de um ou de ambos os pulmões ficam inflamados.

O termo comunidade adquirida é contratado fora de hospitais e outras instituições dedicadas à assistência médica.

-Quais são os principais sintomas da pneumonia?

Os sinais mais comuns são dor no peito, tosse com expectoração, cansaço, febre alta ou baixa, calafrios e tremores, falta de ar, transpiração excessiva, falta de apetite, náusea, vômito e diarréia.

Esses sintomas podem variar de moderados a graves, dependendo do tipo de germe e da saúde geral do paciente.

39. Diferença com pneumonia nosocomial

-O que é pneumonia hospitalar?

É o que é adquirido em um hospital ou em outras instituições dedicadas aos cuidados de saúde.

Esse tipo de pneumonia geralmente é mais grave, uma vez que os micróbios que a causam são mais resistentes aos antibióticos do que os encontrados na comunidade.

Além disso, como os pacientes que o recebem já estão doentes, eles não podem combatê-los adequadamente.

-Quem corre mais risco de contrair esse tipo de pneumonia?

Pacientes que encontram respiradores em unidades de terapia intensiva têm maior risco de contrair essa condição.

Além disso, pode ser transmitida por profissionais de saúde, que podem passar micróbios de um paciente para outro de seus corpos, roupas ou instrumentos. Portanto, é da maior importância que eles lavem as mãos e usem medidas de segurança e higiene para impedir a propagação de germes no hospital.

Da mesma forma, as pessoas que visitam entes queridos nos centros de saúde também devem tomar medidas para evitar a disseminação.

40. Critérios de diagnóstico

-Quais exames são realizados para confirmar pneumonia?

Se houver suspeita, o médico examinará os pulmões com um estetoscópio quanto a estertores ou sons respiratórios anormais. Além disso, você certamente solicitará uma radiografia de tórax ou tomografia computadorizada.

Outros testes comuns são a gasometria arterial, para verificar se oxigênio suficiente chega ao sangue dos pulmões; o exame de escarro, no qual são colhidas amostras do órgão em busca de micróbios; e um exame de sangue, para verificar a contagem de glóbulos brancos e confirmar a infecção.

O médico também pode solicitar uma broncoscopia, na qual uma sonda flexível é baixada para os pulmões; ou uma toracocentrose, que aspira líquido da cavidade pleural.

-Quais são os critérios de diagnóstico?

Os critérios de diagnóstico incluem ter iniciado na comunidade e a presença dos sintomas descritos acima.

Além disso, a contagem de leucócitos (glóbulos brancos) é maior que 10x10 / L ou menor que 4 x 10 / L, com ou sem deslocamento para a esquerda do núcleo neutrófilo.

Por outro lado, o exame radiográfico deve revelar infiltrados irregulares, consolidação lobar segmentar ou alterações intersticiais com ou sem derrame pleural.

Finalmente, outras doenças não infecciosas devem ser descartadas.

41. Bactérias patogênicas causais

-Como se espalha a pneumonia adquirida na comunidade?

A maneira mais comum é através de bactérias, vírus e fungos encontrados no ar ou transmitidos através de gotículas emitidas por pessoas infectadas quando tossem ou espirram.

Os germes geralmente são impedidos pelo organismo de danificar os pulmões, mas às vezes são mais poderosos que o sistema imunológico.

-Quais são as bactérias e fungos patogênicos mais comuns que causam essa condição?

As bactérias são a causa mais comum de pneumonia em adultos. O mais comum é o causado por estreptococos.

Outros patógenos bacterianos incluem *Mycoplasma, Chlamydia, Klebsiella pneumoniae, Escherichia coli, Staphylococcus aureus, Pseudomonas aeruginosa* e *Acinetobacter baumannii.*

Por outro lado, a pneumonia fúngica é mais comum em pessoas com problemas de saúde crônicos ou com um sistema imunológico enfraquecido. Eles são encontrados no solo ou nas fezes dos pássaros e podem variar dependendo da localização geográfica.

-Em que consiste o tratamento da pneumonia bacteriana?

A pneumonia bacteriana é tratada com antibióticos. Além disso, o médico pode prescrever remédios para tosse, redutores de febre e analgésicos.

Geralmente, pessoas com pneumonia adquirida na comunidade podem tratar sua doença em casa.

Em caso de necessidade de hospitalização, o paciente receberá fluidos e antibióticos intravenosos, oxigenoterapia e possivelmente tratamentos respiratórios.

42. Fatores de risco e prevenção

-Quais são os fatores que aumentam as chances de contrair pneumonia?

Todos nós podemos sofrer de pneumonia, mas a doença é mais arriscada em crianças com menos de 2 anos e adultos com mais de 65 anos.

Os fatores que aumentam suas chances de obtê-lo incluem doenças pulmonares crônicas ou cardíacas, cirrose hepática, diabetes, demência, acidente vascular cerebral, lesão cerebral e outros distúrbios.

Também fume cigarros ou tenha um sistema imunológico enfraquecido ou suprimido, como aqueles com HIV / AIDS, aqueles que tiveram um transplante de órgão ou aqueles que estão recebendo quimioterapia.

Além disso, ter sido submetido a cirurgia ou trauma recente aumenta os riscos.

-Como a pneumonia adquirida na comunidade pode ser evitada?

As vacinas podem ajudar a prevenir alguns tipos de pneumonia, como a causada pelo vírus da gripe.

Por outro lado, recomenda-se evitar fumar, limitar o consumo de álcool e lavar as mãos regularmente, principalmente antes de preparar e consumir alimentos e depois de ir ao banheiro, assoar o nariz ou trocar as fraldas de um bebê.

Ao tossir ou espirrar, é importante cobrir o nariz e a boca com o braço, os tecidos ou as toalhas de papel para reduzir a transmissão de gotas.

Além disso, para manter um sistema imunológico saudável, é aconselhável comer nutritivamente, exercitar-se com frequência e dormir bem.

Por fim, é importante ventilar ambientes internos, com ventilação natural ou com exaustores.

43. Pneumonias virais

-O que é pneumonia viral?

É uma inflamação do tecido pulmonar causada por um vírus. Este tipo de pneumonia é o motivo mais comum da doença em crianças menores de 5 anos de idade.

-Quais são os vírus que causam pneumonia?

A pneumonia viral mais comum é causada pelo vírus influenza.

Outros patógenos incluem vírus da parainfluenza, rinovírus, adenovírus, metapneumovírus humano, vírus sincicial respiratório e coronavírus.

-Como são tratadas as pneumonias virais?

Diferentemente das infecções bacterianas, essas infecções não são tratadas com antibióticos, pois não destroem vírus. Nesse caso, os antivirais são prescritos, especialmente para a gripe.

O tratamento também pode incluir medicamentos com corticosteróides, aumento de líquidos, oxigênio e uso de umidificadores.

44. Pneumonias por COVID-19

-Como é o processo pelo qual a COVID-19 gera pneumonia grave?

O coronavírus é um vírus respiratório, por isso começa infectando a garganta. Então, quando começa a se reproduzir, vai para os tubos brônquicos, causando irritação e tosse.

Se a situação piorar, pode sair do canal brônquico e atingir os pulmões, causando inflamação.

Quando uma parte do tecido deste órgão é afetada, o paciente sofre de problemas respiratórios. Se o oxigênio que o corpo recebe não for suficiente, você deve ser hospitalizado e conectado a um respirador.

-Que tipo de pacientes afetados pela COVID-19 sofrem de pneumonia?

A maioria desses pacientes é composta por idosos ou pessoas com doença pulmonar crônica, diabetes ou outras condições crônicas.

-Que tipos de sintomas esses pacientes apresentam?

Os mais comuns são febre, tosse e dispnéia. Por outro lado, nos casos que causam pneumonia, sinais no trato respiratório superior não são comuns.

45. Diferenças de outra pneumonia

-Qual é a diferença entre a causada pela COVID-19 e outras classes de pneumonia?

Ao contrário da pneumonia bacteriana, a causada pela COVID-19 não pode ser tratada com antibióticos e é altamente contagiosa.

Comparadas às causadas por SARS e MERS, as manifestações clínicas e os resultados de imagem são semelhantes. No entanto, o gerado pela COVID-19 parece ser mais infeccioso.

46. Síndrome do desconforto respiratório agudo

-O que é síndrome de desconforto respiratório aguda?

A SDRA é uma condição pulmonar com risco de vida que impede que oxigênio suficiente atinja os pulmões e o sangue.

-O que pode causar essa doença?

Essa síndrome pode ser causada por qualquer lesão direta ou indireta no pulmão, como pneumonia, transplante, choque séptico, trauma ou inalação de vômito ou produtos químicos.

No caso da COVID-19, a SDRA se desenvolve em média 8 dias após o início dos sintomas.

-O que causa a síndrome do desconforto respiratório agudo?

Essa condição gera um acúmulo de líquido nos sacos de ar (alvéolos), o que impede a passagem de oxigênio suficiente para a corrente sanguínea.

Por sua vez, esse fluido também faz com que os pulmões se tornem pesados e rígidos, diminuindo sua capacidade de expansão.

Pessoas com SDRA devem receber oxigênio adicional e geralmente precisam da ajuda de um ventilador mecânico para respirar.

-Quais são os sintomas que essa síndrome causa?

Os sinais mais comuns são falta de ar, tosse, batimento cardíaco acelerado, pressão arterial baixa, respiração rápida, cansaço, febre e dor abdominal.

-Como é tratada a síndrome do desconforto respiratório agudo?

No momento, não há tratamento específico para a SDRA. O que se busca é atacar o problema médico que causou a lesão e fornecer suporte respiratório até a recuperação dos pulmões.

Como a maioria dos pacientes precisa de ventilação mecânica, eles geralmente são tratados em uma unidade de terapia intensiva.

-Quais são os resultados deste tratamento?

Um em cada três pacientes com esta doença morre. Dos que sobrevivem, a maioria recupera a função pulmonar normal, enquanto outros sofrem danos permanentes.

47. Sepse respiratória e choque séptico

-O que é sepse respiratória?

A sepse é uma doença que ocorre devido a uma reação grave e inflamatória do corpo a uma infecção.

Não é causada pelo vírus ou pelas bactérias invasoras, mas pelos produtos químicos que o mesmo organismo libera no fluxo sanguíneo para se defender contra esse ataque.

Isso gera alterações que podem danificar vários sistemas do corpo.

Sepse respiratória pode ocorrer como consequência de pneumonia.

-Quais são os sintomas da sepse?

Diante de uma infecção confirmada, os sinais dessa doença são alterações no estado mental, respiração rápida, calafrios, tonturas, pressão arterial baixa e batimentos cardíacos acelerados.

-O que é choque séptico?

É uma condição médica que ocorre quando uma infecção geral do corpo causa pressão sanguínea baixa grave.

-Em que casos a sepse pode progredir e causar choque séptico?

Isso ocorre quando alterações anormais ocorrem no sistema circulatório, nas células do corpo e na maneira como o corpo usa energia.

O choque séptico é uma emergência médica e requer atenção urgente.

48. Complicações extra-respiratórias

-Que outras complicações respiratórias extras podem causar pneumonia?

Esta doença pode causar bactérias que entram na corrente sanguínea dos pulmões para espalhar a infecção para outros órgãos e causar falência de órgãos.

Por outro lado, o pus pode se formar ou o líquido pode se acumular nas cavidades dos pulmões.

49. Insuficiência de múltiplos órgãos

-O que acontece quando a infecção que causa pneumonia piora?

Casos graves podem levar a insuficiência respiratória, hepática e cardíaca.

Por outro lado, à medida que a sepse progride, o fluxo sanguíneo para órgãos vitais, como cérebro, coração e rins, é afetado.

Além disso, pode gerar a formação de coágulos sanguíneos nos braços, pernas, dedos e órgãos, causando gangrena.

50. Alta médica por pneumonia

-O paciente que recebeu alta por pneumonia está totalmente recuperado?

Não, o paciente geralmente continua com os sintomas apesar de receber alta. Em geral, tosse, sono, dieta e nível de energia levam entre uma e duas semanas a mais para voltar ao normal.

-Que cuidados devem ser mantidos em casa após a alta?

Para acelerar a recuperação e evitar complicações, é recomendável respirar ar quente e úmido, descansar bastante, beber bastante líquido e tomar os medicamentos conforme prescrito.

Em alguns casos, o uso de oxigênio pode ser necessário. Finalmente, é importante não fumar ou beber álcool.

Parte VI Alto risco de mortalidade

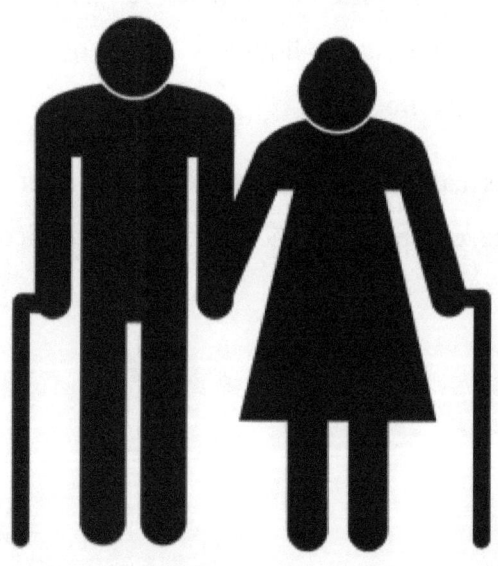

51. Idosos

-Por que os idosos correm maior risco se infectadas com COVID-19?

Existem várias razões para isso. Primeiro, os idosos têm um sistema imunológico enfraquecido que leva mais tempo para responder às infecções causadas pelo vírus.

Além disso, devido à idade, eles têm um número maior de condições médicas subjacentes que complicam a condição.

Por outro lado, os idosos são especialmente suscetíveis a doenças respiratórias que podem causar pneumonia e seus pulmões não são tão resistentes quanto quando jovens.

-Quais são as estatísticas de mortalidade por vírus em idosos?

Estima-se que cerca de 15% dos pacientes com mais de 80 anos afetados pelo vírus morrem.

Fazendo uma comparação, o número cai para menos de um por cento em pessoas com menos de 50 anos.

52. Tabagismo

-Quais são os efeitos do tabagismo na saúde?

Fumar afeta a maioria dos órgãos do corpo. Entre outras doenças, pode causar câncer, doenças pulmonares, danos e espessamento dos vasos sanguíneos, coágulos, derrames e problemas de visão.

Além disso, fumar durante a gravidez aumenta os riscos para mãe e bebê.

-Fumar afeta o sistema imunológico?

Sim, esse vício causa um aumento na concentração de nicotina no sangue, o que pode gerar vasoespasmo e hipóxia transitória nos órgãos. Além disso, a diminuição do oxigênio no trato respiratório e nas vísceras danifica o sistema imunológico e sua capacidade de responder a infecções.

-Por que fumar gera mais riscos em pacientes com COVID-19?

Juntamente com os danos ao sistema imunológico, o tabagismo causa irritação contínua e sustentada das vias aéreas, favorecendo infecções virais como COVID-19.

Pesquisas na China mostraram que os fumantes com o vírus têm 14 vezes mais chances de evoluir para pneumonia e sofrem de infecções bacterianas.

Por outro lado, o hábito de fumar faz com que os dedos e os cigarros entrem em contato com a boca, o que aumenta as chances de contágio do vírus.

53. Alcoolismo

-Quais efeitos o alcoolismo tem na saúde?

O consumo excessivo de álcool causa doenças hepáticas, como fígado gorduroso e cirrose, e aumenta o risco de certos tipos de câncer. Também causa danos ao cérebro e a outros órgãos e enfraquece o sistema imunológico.

O alcoolismo também aumenta os riscos de acidentes de carro, lesões, homicídios e suicídios e é prejudicial à gravidez.

-Nas redes sociais, o boato se tornou viral de que o consumo de álcool ajuda a impedir a propagação da COVID. Isso é certo?

Não, é totalmente falso. O consumo de álcool não ajuda ou impede a propagação da COVID-19. Pelo contrário, seu consumo é negativo, pois diminui a capacidade de defesa do organismo e danifica os órgãos.

54. Asma

-O que é asma?

A asma é uma doença que causa inchaço e estreitamento das vias aéreas, produzindo mais muco. Isso pode levar a falta de ar, falta de ar, tosse e chiado no peito.

-O que causa asma?

A asma ocorre quando ocorre o inchaço das vias aéreas. Isso pode ser causado pela inalação de certas substâncias encontradas no ar, como pólen, ácaros, mofo, caspa ou pele de animais de estimação.

Além disso, também pode ser desencadeado por situações estressantes, exercícios, ar frio ou o consumo de certos medicamentos.

-Por que os asmáticos correm mais risco do que a COVID-19?

A asma torna as vias aéreas mais suscetíveis a infecções, principalmente aquelas causadas por vírus. Estes tendem a gerar maior inflamação brônquica nesses pacientes, induzindo hiperresponsividade brônquica e risco aumentado de crise asmática.

-O que os asmáticos devem fazer diante da COVID-19?

É importante que esses pacientes sigam o tratamento prescrito por seus médicos para controlar a asma. Isso inclui a aplicação de sua dose preventiva de inalador todos os dias para reduzir o risco de convulsões.

Caso contrário, a inflamação brônquica leve pode torná-los mais suscetíveis a infecções respiratórias.

Eles também devem seguir cuidados preventivos comuns a todos, como lavagens frequentes das mãos.

-Como os sintomas de uma crise de asma diferem daqueles causados pela COVID-19?

A infecção causada pela COVID-19 geralmente inclui febre, tosse e falta de ar, enquanto a asma geralmente não inclui febre e é caracterizada por chiado no peito, um som agudo quando o ar passa pelas vias aéreas.

55. Doenças cardiovasculares

-O que é doença cardiovascular?

É um termo usado para abranger problemas com o coração e os vasos sanguíneos. Isso inclui doenças como doenças cardíacas coronárias, insuficiência cardíaca, arritmias, problemas nas válvulas cardíacas, acidente vascular cerebral, hipertensão e doenças cardíacas congênitas, entre outros.

-Por que os pacientes com esse tipo de doença apresentam maior risco em comparação à COVID-19?

Isso ocorre devido às múltiplas complicações diretas e indiretas que o vírus pode causar como dano agudo do miocárdio, miocardite, arritmias e tromboembolismo venoso.

Por sua vez, muitos dos tratamentos utilizados para controlar a COVID-19 também apresentam efeitos colaterais cardíacos negativos.

Por outro lado, foi descoberto que o vírus pode causar danos ao coração, mesmo em pacientes que não tinham condições anteriores. Isso ocorre porque gera uma grande inflamação que causa a formação de coágulos sanguíneos.

56. Doença pulmonar crônica

-O que é doença pulmonar crônica?

É qualquer condição comum nos pulmões que os impede de funcionar corretamente. Inclui doenças nas vias aéreas que transportam oxigênio, no tecido pulmonar e nos vasos sanguíneos desse órgão.

-Por que as pessoas com doença pulmonar crônica estão mais em risco se comparadas à COVID-19?

Esses pacientes são mais propensos a ter inflamação nos pulmões e pressão alta nas artérias que transportam sangue para esses órgãos.

Além disso, essas doenças aumentam os riscos de ataque e insuficiência cardíaca e de sofrer de câncer de pulmão.

57. Diabetes mellitus

-O que é diabetes mellitus?

Diabetes mellitus ou diabetes tipo 2 é um distúrbio crônico que impede o metabolismo adequado da glicose, fazendo com que ela se acumule no sangue.

Isso pode ser causado por um déficit na produção de insulina no pâncreas ou por uma resistência das células a esse hormônio.

Essa condição afeta adultos e crianças e, se não tratada, pode levar a danos ao longo prazo no coração, vasos sanguíneos e rins, problemas oculares, polineuropatias e úlceras graves nos pés.

-Por que as pessoas com diabetes correm mais risco do que a COVID-19?

Isso ocorre porque a infecção por coronavírus pode ser mais difícil de tratar como resultado de flutuações nos níveis de glicose no sangue.

Além disso, o sistema imunológico é afetado, dificultando o combate ao vírus.

Por outro lado, o diabetes pode levar a outras complicações, como doenças cardíacas e derrames, danos nos rins e nervos que complicam ainda mais a condição.

58. Doença renal crônica

-O que é doença renal crônica?

É uma doença que envolve a perda gradual da função renal.

Esses órgãos são responsáveis pela filtragem de resíduos e excesso de líquidos na forma de urina. Eles também são responsáveis por equilibrar os sais e minerais que circulam no sangue, como cálcio, fósforo, sódio e potássio, além de ajudar a controlar a pressão arterial.

-Por que as pessoas com doença renal crônica estão mais em risco se comparadas à COVID-19?

Esses pacientes apresentam mais riscos porque a doença envolve um estado de deficiência imunológica e doenças associadas, como anemia, alterações nos níveis de açúcar, problemas cardiovasculares, danos no fígado e edema pulmonar.

Por sua vez, as pessoas que precisam de hemodiálise passam mais tempo em transporte e em espaços sanitários fechados, o que favorece o contágio e as complicações de saúde.

59. Hipotireoidismo

-O que é hipotireoidismo?

O hipotireoidismo é uma doença na qual a tireóide não produz hormônio tireoidiano suficiente. Essa glândula é uma das mais importantes do corpo e sua atividade influencia o metabolismo e a maioria das funções corporais, como freqüência cardíaca e pressão arterial.

A existência de níveis usuais desse hormônio no corpo é essencial para o crescimento e desenvolvimento normais na infância e para o funcionamento do cérebro ao longo da vida.

-Por que as pessoas com hipotireoidismo correm mais risco do que a COVID-19?

Acredita-se que esses pacientes estejam em maior risco, pois sua principal causa é a doença de Hashimoto, uma condição auto-imune na qual o próprio sistema imunológico ataca células saudáveis do corpo por engano.

No entanto, no momento não existem dados concretos para confirmar que os pacientes com esse tipo de doença estão em maior risco de desenvolver complicações mais graves da COVID-19.

No entanto, se não for tratado adequadamente, o hipotireoidismo pode causar infecções, problemas cardíacos e neuropatia periférica, entre outras complicações que podem prejudicar o estado geral do paciente, por isso é importante aumentar o atendimento.

60. Insuficiência adrenal

-O que é insuficiência adrenal?

É uma condição que ocorre quando as glândulas supra-renais não produzem hormônios suficientes.

É um distúrbio raro que pode afetar qualquer pessoa de qualquer idade e, se não for tratado, pode levar à morte. Geralmente é causado por um problema no sistema imunológico.

Entre outras funções essenciais, os hormônios produzidos pelas glândulas supra-renais permitem o crescimento normal e regulam o metabolismo, os níveis de energia, a pressão arterial e a resposta ao estresse.

-Por que as pessoas com insuficiência adrenal correm mais risco do que a COVID-19?

Esses pacientes costumam tomar glicocorticóides, drogas que imitam os efeitos dos hormônios que o corpo produz naturalmente nas glândulas supra-renais.

Isso pode torná-los mais suscetíveis à COVID-19, porque esses medicamentos suprimem o sistema imunológico. Além disso, eles também podem experimentar doenças mais graves, pois os glicocorticóides suprimem sua própria resposta esteroide à infecção.

Por outro lado, esses pacientes correm o risco de sofrer uma crise adrenal, como consequência de níveis muito baixos de cortisol no sangue. Isso causa diarréia, vômito, desidratação e uma queda de açúcar no corpo que requer atenção imediata.

Além disso, as pessoas com essa condição geralmente sofrem de doenças autoimunes associadas, como diabetes, tireoidite crônica, hipoparatireoidismo, insuficiência testicular, anemia perniciosa e hipertireoidismo, o que torna a COVID-19 mais grave.

61. Obesidade

-O que é obesidade?

A obesidade é uma doença crônica caracterizada pelo acúmulo excessivo de gordura no corpo, que produz um claro aumento do risco para a saúde da pessoa.

Alguém é considerado obeso quando o percentual de gordura excede 25% do peso corporal nos homens e 33% nas mulheres.

-Por que as pessoas com obesidade correm mais risco do que a COVID-19?

Esses pacientes estão em maior risco, já que a obesidade causa estado inflamatório crônico e aumento de doenças cardiovasculares e respiratórias, além de diabetes, hipertensão e apneia do sono, que aumentam a gravidade da COVID-19.

62. HIV / AIDS

-O que é HIV?

O vírus da imunodeficiência humana (HIV) é um vírus transmitido sexualmente, através do sangue ou do leite materno, e causa a AIDS, uma doença que enfraquece o sistema imunológico.

Quando uma pessoa contrai esse vírus, ele permanece dentro do corpo por toda a vida.

Essa condição é tratada com medicamentos que impedem a reprodução do vírus.

-Por que as pessoas com HIV / AIDS estão mais em risco em comparação com a COVID-19?

Como esse vírus danifica o sistema imunológico, esses pacientes têm um risco maior de contrair infecções. No entanto, os estudos realizados até o momento não indicam que as pessoas com HIV e um forte sistema imunológico têm maior probabilidade de serem afetadas pela COVID-19 ou que a infecção progrida mais severamente.

De qualquer forma, é necessário ampliar a pesquisa sobre esse tema.

63. Tumores malignos

-O que são tumores malignos?

Tumor maligno ou cancerígeno é uma doença caracterizada pela transformação das células, que proliferam rápida e incontrolavelmente e não morrem normalmente devido a alterações em sua estrutura genética.

-Por que as pessoas com tumores malignos correm mais risco do que a COVID-19?

Esses pacientes estão em maior risco porque os tratamentos para essa doença, principalmente a quimioterapia, geralmente enfraquecem o sistema imunológico, reduzindo a capacidade de combater infecções.

-Os pacientes que recebem terapias hormonais para câncer de mama ou ovário têm maior risco de contrair COVID-19 ou ter uma doença mais grave?

Atualmente, não há evidências de que as terapias hormonais possam aumentar o risco de contrair COVID-19 ou ter uma doença mais grave. A maioria dessas terapias não suprime o sistema imunológico.

64. Transplantados

-Por que os receptores de transplante correm mais risco do que a COVID-19?

Isso ocorre porque eles tomam imunossupressores, um medicamento que reduz o risco de rejeição do órgão transplantado, mas diminui as defesas.

Por sua vez, esses pacientes estão em um momento de vulnerabilidade especial após um transplante.

65. Uso de esteróides

-O que são esteróides?

Esteróides anabolizantes são hormônios sexuais masculinos, ou substâncias sintéticas com base neles, usados para diferentes fins.

No campo da medicina, eles são usados para tratar problemas hormonais, puberdade tardia e perda de massa muscular como consequência de diferentes doenças.

Nos esportes e no atletismo, eles são usados para melhorar o desempenho. No entanto, seu consumo é ilegal e pode gerar sérios problemas de saúde.

-Que efeitos indesejados seu uso pode gerar?

Os esteróides podem causar sérios problemas cardíacos, incluindo ataque cardíaco e desenvolvimento de tumores hepáticos ou testiculares.

Outros efeitos indesejados são infertilidade, acne grave, aumento da pressão arterial, comportamento agressivo e violento, níveis anormais de colesterol, distúrbios psiquiátricos e dependência de drogas.

-Por que as pessoas que tomam esteróides correm mais risco do que a COVID-19?

Demonstrou-se que essas substâncias afetam a capacidade do sistema imunológico de combater a COVID-19 e outras infecções.

Além disso, as pessoas que os consomem levam mais tempo para remover o vírus de seus corpos.

66. Imunossuprimido

-O que é um paciente imunossuprimido?

Esse é um paciente cujo sistema imunológico funciona abaixo do índice normal, tornando-o mais suscetível a infecções.

Essa condição pode ser conseqüência do HIV / AIDS, leucemia, diabetes, transplante de órgãos, câncer, desnutrição, uso de certos medicamentos e distúrbios genéticos, entre outras possibilidades.

-Por que as pessoas imunodeprimidas correm mais risco do que a COVID-19?

Esses pacientes têm um risco maior de contrair infecções virais como a COVID-19, uma vez que sua capacidade de combatê-los diminui.

67. Mentalmente doentes e deficientes

-Por que os doentes mentais e os deficientes correm mais risco do que a COVID-19?

Essas pessoas estão em risco porque, embora possam não ter um problema de saúde específico, elas têm maiores necessidades de cuidados.

Medidas obrigatórias de isolamento e a saturação dos sistemas de saúde decorrentes da pandemia da COVID-19 colocam em risco esses públicos vulneráveis, que em muitos casos dependem de assistência social e pessoal.

O distanciamento social pode deixar desprotegidos aqueles que, por exemplo, precisam de apoio para comer, vestir ou tomar banho.

Parte VII Epidemiologia global e comunitária

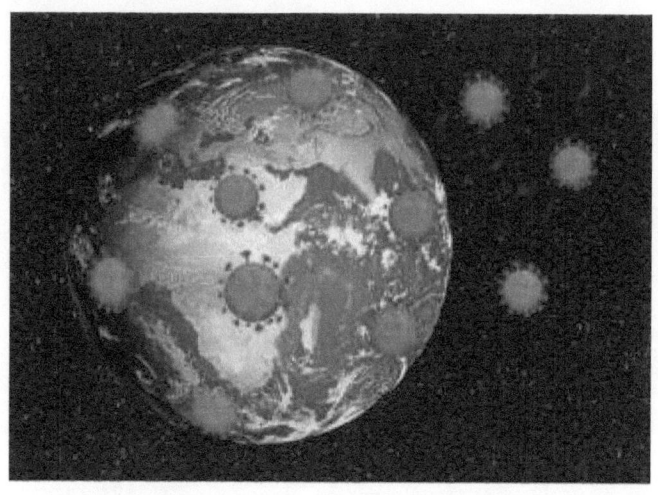

68. Epidemias na história da humanidade

-Quais outras epidemias a humanidade enfrentou antes da COVID-19?

As epidemias têm sido uma constante ao longo da história, mesmo desde a Idade Antiga.

Entre as mais letais estão a Peste Justiniana (541-542), a Peste Negra (1346-1353), a Varíola (1520), a Gripe Espanhola (1918-1920) e o HIV / AIDS (1981-presente), cada um dos quais causou entre 25 e 50 milhões de mortes.

Também podemos nomear a Peste Antonina (165-180), a Terceira Praga (1855), a Gripe Russa (1889-1890) Cólera (1817-1923), a Gripe Asiática (1957-1958) e a Gripe de Hong Kong (1968-1970).

Finalmente, entre os mais recentes estão a gripe suína (2009-2010), o ebola (2014-2016) e os causados por coronavírus.

69. Epidemias por outros coronavírus

-Quais foram as epidemias anteriores causadas por coronavírus?

Antes do atual, dois casos foram registrados. O primeiro a aparecer foi a síndrome respiratória aguda grave (SARS-CoV), entre novembro de 2002 e julho de 2003. Começou no sul da China e terminou com pessoas infectadas em 17 países, embora a maioria dos casos tenha sido registrada na China. e Hong Kong. Causou 800 mortes, com uma letalidade de 9,6%.

O segundo foi a síndrome respiratória do Oriente Médio (MERS-CoV), em junho de 2012. O primeiro caso foi registrado na Arábia Saudita e depois se espalhou para 27 países da Ásia, Europa, África e América do Norte. Foi mais letal que o anterior (34,5%) e causou 850 mortes.

70. Início, desenvolvimento e fim da pandemia

-Quais são as fases de uma pandemia?

A pandemia é um surto epidêmico que afeta a todos. Segundo a Organização Mundial da Saúde, é dividido em 7 fases.

No primeiro, o vírus circula entre os animais e a transmissão ao homem não é relatada.

No segundo, o vírus presente em animais domésticos e selvagens infecta humanos.

Na terceira fase, pequenos grupos de pessoas adquirem a infecção. O contágio ocorre de maneira limitada e sob circunstâncias específicas. O fato de o vírus ser transmitido entre humanos não significa necessariamente que causará uma pandemia.

Na quarta, a transmissão entre pessoas é verificada e o vírus gera surtos da doença nas comunidades. Nesse estágio, há um risco aumentado de que uma pandemia ocorra, mas isso não significa necessariamente que ela está chegando.

No quinto, o vírus se espalha entre humanos em pelo menos dois países na mesma região. Nesta fase, a pandemia é iminente e o tempo para medidas para mitigar a infecção é curto.

Na sexta pandemia ocorre e a doença se espalha em diferentes regiões do mundo.

No sétimo, o vírus atinge seu pico e os níveis da doença são reduzidos. No entanto, é incerto se novas ondas ocorrerão no futuro.

71. Possibilidades de endemias locais

-O que é uma endemia local?

A endêmica refere-se à condição de uma doença infecciosa que afeta permanentemente ou em uma data regular afeta um país ou região específica.

Isso resulta em uma condição que persiste por um tempo em um local específico, atacando um número significativo de pessoas. No entanto, o número não varia drasticamente e é sempre estável.

A doença pode ou não ser grave e, em algum momento, pode se tornar uma epidemia.

-Qual é a causa dessas endemias?

Geralmente ocorrem devido a fatores econômicos, culturais, sociais, ecológicos e biológicos.

Por exemplo, podem ser devido à falta de prevenção, saneamento básico e controle da água, a certas condições climáticas que favorecem o contágio ou a suscetibilidade das pessoas, entre outras possibilidades.

-Quais são alguns exemplos de doenças endêmicas?

Entre eles, podemos citar malária, doença de Chagas, dengue, febre amarela, tuberculose e tosse convulsa, que atacam certas regiões do mundo.

72. Medidas locais, nacionais e internacionais

-Que medidas são recomendadas no nível local para interromper a pandemia?

A recomendação no nível local é que as pessoas fiquem em casa, fiquem longe dos doentes e limitem o contato cara a cara com outras pessoas, tanto quanto possível.

Isso também inclui evitar apertar as mãos, abraçar ou beijar outras pessoas e não visitar audiências vulneráveis, como as de lares de idosos ou hospitais, bebês ou pessoas com sistema imunológico comprometido.

Além disso, os cidadãos são aconselhados a consultar os centros de saúde em casos de risco COVID-19 e a seguir os cuidados gerais para evitar infecções, como lavar as mãos com frequência.

Em relação ao uso de máscaras faciais, as instruções recomendadas pelo provedor de saúde pública local devem ser seguidas.

-Que medidas são recomendadas em nível nacional para interromper a pandemia?

Quando o vírus ocorre em todo o país, as autoridades podem implementar medidas de distanciamento social para reduzir o potencial de transmissão da doença.

Isso pode incluir quarentenas gerais não essenciais com o fechamento de fábricas, escritórios, bancos, escolas, teatros, cinemas, shoppings, restaurantes, academias e lojas, e a suspensão de eventos e eventos esportivos, culturais e sociais.

Também o fechamento de fronteiras e a proibição de sair sem justificativa.

A implementação dessas práticas requer ampla participação da comunidade e comunicações contínuas e transparentes de saúde pública.

-Que medidas são recomendadas em nível internacional para romper a pandemia?

A nível internacional, espera-se que a ajuda humanitária e o trabalho conjunto controlem a doença e encontrem uma cura.

No entanto, exceto pelas recomendações gerais da Organização Mundial da Saúde, no momento apenas respostas individuais dos países foram vistas com base em seus próprios interesses e necessidades, e não foi possível abordar a questão globalmente, com medidas comunidade.

A pandemia apresenta um cenário de crise global que, além da saúde, também é econômico como resultado da paralisia das atividades.

Por esse motivo, as medidas tomadas em nível internacional devem incluir ajuda e colaboração em ambas as áreas.

73. Quarentena e isolamento social

-O que é uma quarentena?

Quarentena é o isolamento preventivo a que uma pessoa ou animal é submetido por um período de tempo, por motivos de saúde.

Isso se aplica àqueles que foram expostos a uma doença contagiosa, mas que não foram necessariamente infectados.

O objetivo é verificar durante esse processo se a pessoa mostra sinais da doença ou não.

-O que é quarentena e isolamento social?

Essas medidas servem para diminuir a cadeia de contágio. Ao diminuir o número de pessoas infectadas, os públicos vulneráveis são protegidos e a necessidade de atendimento hospitalar é reduzida, impedindo o colapso do sistema de saúde.

-Por que os períodos de quarentena de COVID-19 são de 14 dias?

Isso ocorre porque o tempo máximo decorrido entre a infecção de uma pessoa e o aparecimento dos sintomas da doença é de 14 dias.

Isso impede que pessoas infectadas sem sinais continuem transmitindo a doença a outras pessoas sem saber.

74. Proteção individual para os doentes

-O que uma pessoa deve fazer se achar que está infectada pela COVID-19?

Nesse caso, a pessoa deve entrar em contato imediatamente com a instituição local designada para a avaliação, diagnóstico e tratamento da doença.

A menos que você precise de atenção médica urgente, provavelmente será recomendado que você se isole em casa e controle seus sintomas.

-Que medidas de proteção devem ser tomadas nesses casos?

Tanto quanto possível, este paciente deve ser mantido longe de outras pessoas e animais domésticos. Além disso, você não deve receber visitas ou sair de casa, a menos que precise de cuidados urgentes.

No caso de morar com outras pessoas, quando elas estiverem na mesma sala, você precisará usar uma tira de queixo que cubra sua boca, desde que isso não atrapalhe sua respiração.

Idealmente, se as condições permitirem, você deve ficar em uma sala separada do resto e usar um banheiro diferente. Também é recomendável usar seus próprios pratos, copos, talheres, roupas de cama e toalhas e não compartilhá-los com outras pessoas.

Ao tossir ou espirrar, faça-o em um lenço descartável e lave imediatamente as mãos com água e sabão.

-Em quais casos você deve chamar um médico?

Se a condição piorar e o paciente tiver problemas para respirar, febre alta ou estiver confuso ou sonolento, procure atendimento médico

75. Proteção individual dos contatos

-O que os contatos próximos de um paciente devem fazer com a COVID-19?

Essas pessoas também precisam se isolar, colocar em quarentena e evitar o contato com outras pessoas.

No caso de morar na mesma casa que o infectado, se o paciente não puder usar uma tira do queixo, os cuidadores deverão fazê-lo enquanto estiverem na mesma sala.

Além disso, eles são incentivados a ventilar espaços compartilhados, seja abrindo uma janela ou ligando um filtro de ar.

Por outro lado, como o resto das pessoas, eles devem seguir as medidas de proteção, como lavar as mãos com frequência e desinfetar os objetos mais tocados, como telefones celulares, interruptores de luz, controles remotos e maçanetas.

Ao tocar e lavar as roupas, lençóis e toalhas do paciente, é aconselhável usar luvas e usar água quente e detergente.

-Quanto tempo esses contatos devem ser mantidos isolados?

Essas pessoas devem ser mantidas isoladas por 14 dias a partir do último contato com o caso confirmado.

No caso de morar na mesma casa, 14 dias devem passar desde o último dia em que esse paciente apresentou sintomas.

76. Proteção do pessoal de saúde

- Quais são as medidas de proteção o pessoal de saúde deve seguir?

Esses trabalhadores devem seguir rigorosos regulamentos de higiene e controle de infecção para reduzir os riscos de transmissão.

Isso inclui medidas de proteção individual, desinfecção de ambientes e gerenciamento correto de resíduos.

-Que tipo de proteção eles devem usar ao lidar com pacientes infectados?

A proteção inclui o uso de roupas especiais, como bonés, máscaras médicas cirúrgicas, luvas de látex, um vestido impermeável de mangas compridas, capas de sapatos descartáveis e lentes anti-salpicos.

Além disso, eles devem seguir rigorosa higiene das mãos antes e após o contato com o paciente e ao entrar e sair do hospital.

-Como é o tratamento de resíduos hospitalares?

O lixo segue um protocolo de descontaminação, coleta e descarte semelhante ao usado para outros tipos de microorganismos semelhantes.

Esses resíduos são considerados Classe III ou como resíduos Biossanitários Especiais.

77. Proteção do pessoal de segurança

-Que medidas de proteção devem ser seguidas pelo pessoal de segurança?

No caso de que esteja em contato com pacientes infectados, eles devem seguir medidas de proteção semelhantes às do pessoal de saúde.

No caso de não manter contato específico, eles devem seguir as recomendações gerais de prevenção e assistência válidas para toda a população.

78. Declaração de cessação de quarentena

-Quando é declarada a cessação da quarentena?

Como explicamos, a quarentena de contatos próximos e casos suspeitos dura 14 dias.

Nos casos das quarentenas gerais que muitos países impõem a todos os seus cidadãos, elas terminam quando passa o tempo de isolamento preventivo estabelecido pelas autoridades de saúde.

Uma vez terminado, o retorno às atividades é realizado gradualmente, atendendo especialmente aos públicos mais vulneráveis.

-Quando um paciente com COVID-19 recebe alta médica?

Para receber alta, esses pacientes devem estar estáveis e livres de febre, e as imagens pulmonares devem mostrar melhora significativa sem sinais de disfunção orgânica.

Além disso, a respiração e a fala devem ser normalizadas e a pessoa deve estar em consciência limpa por pelo menos 3 dias.

Finalmente, eles devem ter dois resultados negativos consecutivos, realizados em dias diferentes do teste de PCR, que detecta a presença de ácido ribonucleico, o material genético do vírus.

79. Declaração de cessação de transmissão

-Quais são os critérios para declarar o fim da transmissão de um vírus?

Os critérios dependem de cada caso em particular, em virtude das características do vírus, da forma da infecção, das pessoas infectadas, de seu desenvolvimento e tratamento, entre outros fatores.

Por exemplo, no caso do vírus Ebola, o surto foi encerrado após 42 dias, uma vez que o último caso confirmado foi negativo duas vezes seguidas nos exames de sangue realizados para detectar sua presença.

Estes 42 dias foram equivalentes ao dobro do período máximo de incubação da infecção. Portanto, após esse período, foi possível confirmar a interrupção da transmissão da doença de pessoa para pessoa.

Em relação ao novo coronavírus, os critérios aplicados ainda não são conhecidos.

80. Doença notificável

-O que são doenças notificáveis?

As doenças notificáveis são doenças consideradas de grande importância para a saúde pública e as autoridades sanitárias do país exigem que médicos, laboratórios e instituições hospitalares as notifiquem quando forem diagnosticadas. A COVID-19 está entre essas doenças.

-Qual é o objetivo desta notificação?

Sua comunicação permite conhecer dados estatísticos sobre a doença. Isso é muito útil para os pesquisadores rastrearem seus surtos, entenderem como eles se espalharem e controlá-los.

Parte VIII. Prevenção de doenças

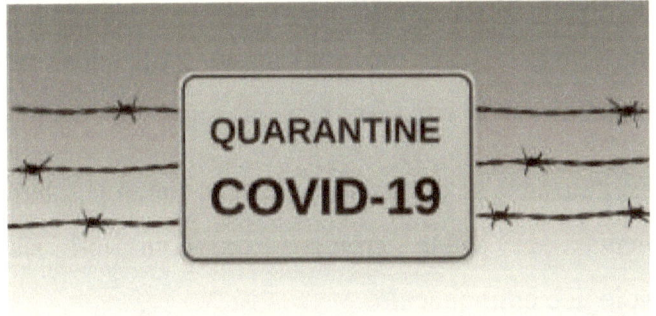

81. Vigilância para contatos sem sintomas

-Dr. Mario, sinais assintomáticos ou leves precisam ser hospitalizados?

Não. Pacientes que não apresentam sintomas ou são muito leves - tosse, febre abaixo de 38 graus, congestão nasal, desconforto geral - não precisam ser hospitalizados e podem se recuperar e ficar em quarentena em casa.

A hospitalização só deve ser avaliada se forem pessoas com problemas de saúde crônicos ou com um sistema imunológico enfraquecido.

-Qual é a vigilância que esses pacientes devem seguir em casa?

Esses pacientes devem controlar a febre e contatar um médico nos casos em que esteja acima de 38 graus ou quando tiverem dificuldade em respirar, dor ou pressão constante no peito, alterações no estado mental, confusão, dificuldade em acordar ou um tom azulado nos lábios ou no rosto.

82. Cuidar ao paciente com COVID-19 em casa

-Que cuidado deve ser tomado com um paciente com coronavírus em casa?

Sempre que possível, o paciente deve ser mantido em uma sala separada e não receber visitas ou sair de casa, a menos que seus sintomas piorem.

Quando estiver na presença de outras pessoas, cubra-se com uma cinta de queixo e mantenha uma distância de mais de dois metros. Ao tossir ou espirrar, faça-o em um lenço descartável e lave imediatamente as mãos com água e sabão.

Por outro lado, é importante ventilar espaços compartilhados, abrindo uma janela ou ligando um filtro de ar e limitando o número de cuidadores. Para esta tarefa, o ideal é nomear um jovem com boa saúde e sem doenças crônicas.

Além disso, o paciente deve usar diferentes pratos, copos, talheres, roupas de cama e toalhas.

Finalmente, os objetos tocados com frequência devem ser desinfetados e todos os habitantes da casa devem seguir os cuidados gerais da doença, como lavar as mãos e evitar tocar nos olhos, nariz e boca.

83. Transferência de suspeitos ou doentes

-O que deve ser feito se um paciente suspeito ou doente precisar ser transferido?

O transporte deve ser realizado em veículos especialmente designados, sempre que possível em ambulâncias de pressão negativa. Esses carros devem ser desinfetados com freqüência.

Por outro lado, o acompanhante e a equipe médica do paciente devem usar uma máscara e roupas de proteção para evitar o contágio.

-O que são ambulâncias de pressão negativa?

São ambulâncias com meios técnicos que permitem que a pressão do ar no interior do veículo seja menor que a pressão externa. Dessa forma, o ar pode ser filtrado e purificado antes de sua emissão, minimizando as possibilidades de infecção e transmissão de vírus.

84. Hospitalização complicada

- Quais doentes com COVID-19 devem ser hospitalizados?

A hospitalização é recomendada para pessoas com uma doença grave ou grave ou com problemas de saúde crônicos associados.

Por doença grave entende-se pacientes que têm uma frequência respiratória superior a 30 respirações por minuto; saturação de oxigênio no sangue inferior a 93%; um índice de Kirby ou $PaO2 / FiO2$ (que mede indiretamente lesão pulmonar) menor que 300; e infiltrados pulmonares (característica de uma infecção) maiores que 50% em 24-48 horas.

Enquanto isso, os gravemente enfermos são aqueles com insuficiência respiratória que precisam de ventilação mecânica ou choque séptico.

85. Centros de internação de curta duração

-Como é o manejo de pacientes com COVID-19 em centros de hospitalização?

Idealmente, esses pacientes devem ser isolados em salas individuais. Se isso não for possível devido ao número limitado de quartos, é aceitável agrupar pessoas com COVID-19 no mesmo local, mantendo sempre uma distância mínima de 1,5 metros entre as camas.

Em casos suspeitos, os resultados dos testes devem ser aguardados antes de serem colocados nessas salas compartilhadas, pois muitos podem ter outras doenças respiratórias não relacionadas a esse vírus.

-Que condições essas salas de isolamento devem ter?

Esses espaços devem ter materiais adequados para lavagem e higiene das mãos, ventilação, recipientes apropriados para resíduos e sinais indicadores na porta e no interior, indicando que é uma zona de isolamento.

Por outro lado, medidas específicas de higiene e desinfecção devem ser tomadas e a entrada deve ser permitida apenas a pessoal autorizado.

-Como você evita o contágio nos centros hospitalares?

Nesses centros, devem ser seguidos regulamentos rigorosos de higiene e controle de infecção para reduzir os riscos de transmissão. Isso inclui medidas de proteção individual, higiene das mãos, desinfecção ambiental e gerenciamento de resíduos, entre outras ações.

Por outro lado, quem visita esses hospitais deve usar uma máscara e evitar contato próximo com pacientes com sintomas de doenças respiratórias. Eles também devem lavar as mãos com sabão ou desinfetante à base de álcool, cobrir o nariz e a boca com lençóis descartáveis ao tossir ou espirrar e seguir o restante dos cuidados preventivos nesses casos.

86. Cuidados intensivos e ventilação assistida

-Como é o tratamento da COVID-19?

Atualmente, não existem vacinas ou tratamentos antivirais específicos contra esse vírus. No entanto, os pacientes podem receber atenção médica para aliviar os sintomas. A maioria das pessoas infectadas pelo vírus se recupera com a ajuda dessas medidas de suporte.

-Quais são os cuidados prestados a esses pacientes?

Quando o paciente é internado, ele é colocado em uma cama em repouso e mantido bem hidratado e equilibrado, monitorando constantemente seus sinais vitais e saturação de oxigênio.

Sangue, urina, proteína C reativa (PCR), indicadores bioquímicos e testes de função de coagulação são geralmente realizados para verificar se estão dentro dos parâmetros normais.

A gasometria arterial e os exames de imagem do tórax também são realizados periodicamente.

-Qual é o tratamento em caso de alterações na saturação de oxigênio?

Quando esse valor é inferior a 90%, é aplicada oxigenoterapia suplementar, que pode incluir cateter nasal, máscara de oxigênio, oxigenoterapia transnasal de alto fluxo e ventilação mecânica não invasiva ou invasiva, entre outras possibilidades.

Nos casos em que a insuficiência respiratória aguda hipoxêmica não responde ao tratamento convencional, uma cânula nasal de alto fluxo (HFNC) e ventilação não invasiva por pressão positiva (VNIPP) podem ser usadas.

87. Medidas gerais e imunológicas de apoio

-Quais são as medidas gerais e imunológicas de suporte que são seguidas com esses pacientes?

Como mencionei, esses pacientes são monitorados regularmente para identificar e tratar complicações associadas ao vírus, como síndrome do desconforto respiratório agudo (SDRA), sepse ou choque séptico.

Existem casos em que são oferecidos oxigenoterapia, reposição de líquidos ou tratamentos antibacterianos. Antivirais e outras terapias associadas também são testados em alguns pacientes.

-O que você está procurando com essas medidas?

Isso visa atacar os dois principais componentes da doença. Por um lado, a própria infecção viral alguns medicamentos estão sendo testados, e, por outro lado, quando a pneumonia progride, inflamação grave dos pulmões, que se tenta controlar com medicamentos para o processo imunológico e inflamatório.

88. Antivirais, antibióticos e esteróides

-Há algum medicamento para prevenir ou tratar a infecção por COVID-19?

No momento, nenhum medicamento específico é recomendado para prevenir ou tratar esta doença. No entanto, alguns tratamentos estão sendo estudados e existem vários ensaios clínicos em andamento para testar sua eficácia.

-Os antibióticos são eficazes no tratamento da COVID-19?

Não. Os antibióticos são eficazes apenas contra infecções bacterianas. Esta doença é causada por um vírus, portanto, esses medicamentos não funcionam contra ele.

No entanto, durante a hospitalização, o paciente pode receber antibióticos para impedir a contração de infecções bacterianas secundárias.

-Há alguma terapia antiviral eficaz contra a COVID-19?

No momento, não existe terapia antiviral comprovada que funcione contra esse vírus. No entanto, vários testes estão em andamento para analisar o uso de vários medicamentos.

Estudos preliminares com alguns desses medicamentos mostraram redução da carga viral em pacientes afetados pela COVID-19. No entanto, as evidências ainda não são definitivas e são necessárias mais pesquisas.

-Quais são os medicamentos que estão sendo testados?

Entre eles estão a cloroquina e a hidroxicloroquina, dois antimaláricos que também são usados no tratamento de doenças autoimunes, como o lúpus e alguns tipos de artrite.

Também remdesivir, um medicamento experimental originalmente desenvolvido para tratar o vírus Ebola; e lopinavir / ritonavir, uma combinação de anti-retrovirais usados para o HIV.

Outros testes são com o interferon Beta b1, uma molécula produzida pelo próprio corpo para combater infecções virais e que ajuda a regular a inflamação; e com colchicina, um poderoso agente anti-inflamatório usado no tratamento e prevenção da gota e febre familiar do Mediterrâneo.

Outros medicamentos em estudo são oseltamivir, ribavirina, penciclovir, nitazoxanida, nafamostat, tocilizumabe, azitromicina, corticosteróides e imunoglobulina IV.

-Por que medicamentos antivirais antigos são usados como evidência nesses tratamentos?

Esta medida é especialmente eficaz, pois são remédios para os quais são conhecidos o perfil de segurança, efeitos colaterais, dosagem e interações farmacológicas, o que facilitaria sua implementação se fossem eficazes.

-O que são corticosteróides?

Os corticosteróides são medicamentos semelhantes aos hormônios produzidos pelas glândulas supra-renais. Eles servem para reduzir a inflamação e, em muitos casos, afetam o sistema imunológico.

Eles geralmente são drogas muito poderosas que causam efeitos colaterais, para os quais, em caso de uso, geralmente são indicados por curtos períodos de tempo.

-Em quais casos de COVID-19 é sugerido o uso de corticosteróides?

Estes medicamentos são recomendados para pacientes com síndrome do desconforto respiratório agudo que recebem ventilação mecânica. No entanto, sua eficácia como parte da terapia contra a COVID-19 ainda não foi definitivamente confirmada.

89. Vacinas atuais e futuras

-Há atualmente uma vacina contra a COVID-19?

Não. No momento não há vacina contra esse vírus.

-As vacinas contra pneumonia protegem contra esta doença?

Não. As vacinas contra pneumonia, como a pneumocócica e a vacina contra o Haemophilus influenzae tipo B (Hib), não protegem contra o novo coronavírus.

No entanto, apesar de não serem eficazes contra a COVID-19, muitos pacientes são aconselhados a tomá-los para manter uma boa saúde.

-Quanto tempo levou para desenvolver uma vacina contra a COVID-19?

Estima-se que seu desenvolvimento possa levar entre 6 meses e um ano e meio.

Os termos geralmente são muito mais longos, mas é possível que, nessa situação de crise global, haja mais flexibilidade para que os órgãos reguladores internacionais aprovem.

90. Controle de pacientes crônicos

-Como é o controle de pacientes crônicos em tempos de COVID-19?

Esses pacientes devem tomar muito cuidado, pois o vírus geralmente é mais grave naqueles que sofrem de doenças crônicas.

Durante esse período, recomenda-se que eles evitem ir aos hospitais e que o façam apenas em emergências, para reduzir os riscos de infecção.

Por exemplo, muitas verificações regulares de suas doenças podem ser feitas remotamente, consultando o médico por telefone ou por videoconferência.

Nos casos em que é necessário ir a um centro hospitalar, é importante que eles estabeleçam um cronograma prévio para limitar o tempo da visita e tomar todas as medidas de proteção disponíveis.

91. Vitaminas e nutrição

-Que cuidado nutricional é recomendado durante o surto de COVID-19?

Durante esse período, é especialmente importante ter uma dieta equilibrada e comer alimentos ricos em proteínas, como peixe, carne, ovos, leite, legumes e nozes diariamente. Também frutas e vegetais frescos.

Além disso, você deve beber pelo menos um litro e meio de água por dia.

- Quais alimentos devem ser evitados durante a pandemia?

Durante esse período, recomenda-se evitar o jejum, a dieta e a ingestão de alimentos crus, carne de animais selvagens ou produtos pouco conhecidos.

-Os suplementos vitamínicos são recomendados?

Enquanto a pandemia dura, a dieta pode ser complementada com multivitaminas, minerais e óleo de peixe do fundo do mar.

Por outro lado, a suplementação de vitamina D pode ajudar a prevenir infecções respiratórias agudas.

92. Gestão do estresse social e individual

-O que é estresse?

O estresse é um sentimento de cansaço e tensão física ou emocional que surge em resposta a uma situação difícil, demanda ou pensamento para lidar.

Pode causar vários distúrbios mentais e físicos, além de frustração, raiva e nervosismo.

-Quais são seus efeitos?

Seus efeitos mais comuns são dores de cabeça e dores no peito, tensão muscular, fadiga, alterações no desejo sexual, dor de estômago e problemas de sono.

Por sua vez, também pode afetar o humor e gerar ansiedade, inquietação, falta de motivação, irritabilidade, raiva e tristeza.

Outra consequência é a presença de comportamentos compulsivos, como consumo excessivo de alimentos, dependência de drogas, alcoolismo e tabagismo.

-O que posso fazer para gerenciar o estresse durante a quarentena?

A quarentena inevitavelmente gera uma cota de tensão, pois implica uma mudança na rotina e uma situação nova e incerta.

Nesse contexto, é importante manter os costumes diários, tanto quanto possível, como os horários em que acordamos, comemos e vamos dormir.

Outro ponto-chave é não se isolar. Mesmo à distância, é vital manter-se conectado com familiares e amigos, seja por meio de chamadas, mensagens ou videoconferências. Os links são um ótimo amortecedor para o estresse e ajudam a não nos sentirmos sozinhos.

Por outro lado, é recomendável praticar técnicas de relaxamento, comer de forma saudável, fazer atividade física, descansar adequadamente e evitar o abuso de drogas e álcool.

O que podemos fazer para não entrar em pânico durante a pandemia?

Além do mencionado, devemos dosar a quantidade de informações a que estamos expostos.

Durante essas situações, muitas notícias alarmistas e falsos rumores tendem a se espalhar, o que pode gerar um maior sentimento de medo, ansiedade e angústia. Portanto, é importante manter-se informado por meios confiáveis e apenas algumas vezes ao dia para não ficar saturado.

Finalmente, é essencial se concentrar em atividades recreativas e divertidas, como ouvir música, ler ou assistir filmes, para manter a cabeça ocupada e com pensamentos positivos.

-Quais são as recomendações para ajudar crianças pequenas nesta fase?

As reações das crianças dependerão em grande parte das ações dos pais. Se os adultos estiverem nervosos e tensos, eles o transmitirão aos filhos. Portanto, é importante manter a calma e criar uma sensação de calma.

As crianças não devem se esconder do que está acontecendo. Em vez disso, a situação precisa ser explicada com as palavras e o tom certos para as respectivas idades.

Além disso, durante esse período, é fundamental manter as rotinas familiares o máximo possível e incentivá-las a realizar atividades recreativas e recreativas que os ajudem a expressar seus sentimentos de maneira positiva.

Nesse tipo de situação, é normal que as crianças busquem mais apego e sejam mais exigentes com os pais, por isso é necessário armar-se com paciência e entender.

93. Tratamentos naturais e tradicionais

-Existem tratamentos naturais ou tradicionais que impedem ou curam a COVID-19?

No momento, não há evidências de terapias desse tipo que curem ou previnam a doença.

No entanto, alguns tratamentos naturais ou tradicionais podem ajudar a aliviar alguns dos sintomas causados pela COVID-19.

-Que ervas chinesas de uso comum foram usadas contra esse vírus?

Algumas das fórmulas à base de plantas utilizadas foram: rizoma phragmitis (lu gen), rhizome imperatae (baimao gen), radix angelicae dahuricae (baizhi), rizoma atractylodis macrocephalae (baizhu), rizoma atractylodis (cangzhu), madressilva (jinyinin), madressilva (jinyinin) (Huoxiang), Radix et rhizoma rhodiolae crenulatae (hongjingtian), rizoma dryopteridiscrassi rhizomatis (Guanzhong), polygonicuspidati rizoma (huzhang), fructustsaoko (Cao gutaciu), foliummori (sang e), astrágalos radix praeparata (Huangqi), Radix ligustici brachylobi (fang feng) e herba eupatorii (peilan).

No entanto, esses tipos de fórmulas devem ser usados apenas sob a orientação de médicos especializados.

- Comer alho pode ajudar a prevenir a COVID-19?

O alho é um alimento saudável que pode ter certas propriedades antimicrobianas. No entanto, no momento não há evidências de que comê-lo ajude a prevenir essa condição.

Parte IX. Proteção individual e coletiva

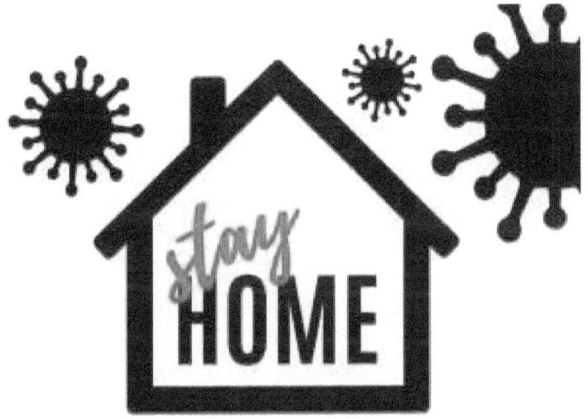

94. Cuidados com o tempo

-Doutor Mario, é verdade que a COVID-19 não pode ser transmitido em áreas com climas muito quentes?

Não. A pesquisa realizada até o momento indica que o vírus pode ser transmitido em qualquer região, inclusive em climas quentes e úmidos. Portanto, é importante tomar todas as medidas de proteção e cuidado necessárias, independentemente das condições climáticas do local onde você mora.

-É verdade que a exposição à luz solar ou a altas temperaturas impede o contágio?

Não. Isso também é falso. O vírus pode ser contraído mesmo em dias muito quentes e quentes.

- A exposição ao frio e à neve intensos pode matar o vírus?

Não. Em geral, o corpo humano mantém sua temperatura em torno de 36,5 e 37 graus, independentemente da temperatura externa ou das condições climáticas do local onde a pessoa está. Portanto, não faz sentido se expor a intenso frio ou neve.

-O banho com água quente evita a infecção por COVID-19?

Não. Tomar banho em água quente não oferece proteção contra o vírus. A temperatura corporal também permanecerá a mesma, independentemente da temperatura da água.

95. Uso e tipo de máscaras

-É necessário usar máscaras permanentemente para se proteger da COVID-19?

Inicialmente, a recomendação foi o uso de máscaras por quem apresenta sintomas da doença ou não está cuidando ou está em contato com uma pessoa doente, sem a necessidade de uso por toda a comunidade. No entanto, recentemente, devido ao alto número de infecções, várias agências, como a FDA nos Estados Unidos, recomendam o uso de máscaras e até fitas de queixo caseiras para proteção.

Essas máscaras são descartáveis e só podem ser usadas uma vez; portanto, é importante usá-las racionalmente para evitar que elas acabem.

-Qual é a maneira correta de usar essas máscaras?

Antes de tocar na máscara, lave as mãos com água e sabão ou com um desinfetante à base de álcool. Então você deve inspecioná-lo cuidadosamente quanto a rasgos ou buracos.

Ao colocar, o lado correto deve ser orientado para o exterior, que geralmente é colorido. Deve cobrir a boca, o queixo e o nariz.

A tira do queixo deve ser trocada assim que estiver molhada. Ao descartá-lo, as fitas elásticas devem ser removidas atrás das orelhas, longe do rosto e das roupas para evitar tocar em superfícies potencialmente contaminadas. Em seguida, deve ser jogado em um recipiente fechado.

Finalmente, após o manuseio, você deve lavar as mãos novamente.

-Quantos tipos de máscaras existem?

Existem 3 tipos principais. Alguns são os respiradores N95 / KN95, que filtram 95% das partículas com diâmetro aerodinâmico maior ou igual a 0,3 µm.

Outros são máscaras cirúrgicas descartáveis, com 3 camadas de proteção. O externo impede a entrada de gotas na máscara, o interno possui um filtro para bloquear 90%

das partículas com diâmetro superior a 5 µm, e o interno em contato com o nariz e a boca absorve a umidade.

Finalmente, existem as tiras de algodão, pesadas e que não se encaixam bem no rosto, por isso não são muito eficazes contra vírus.

-Quando uma máscara deve ser substituída?

Todos os tipos de máscaras devem ser substituídos regularmente. Especialmente quando é difícil respirar através dele, quando está danificado, quando não pode se ajustar corretamente ao contorno da face, quando está contaminado com sangue ou gotas respiratórias, ou após manter contato com um paciente infectado.

96. Lavagem das mãos

-Por que é importante lavar as mãos com frequência para evitar o contágio?

A lavagem das mãos é fundamental porque, quando é feita com água e sabão ou usando um desinfetante à base de álcool, os vírus que podem estar neles são mortos.

As mãos são um importante foco de transmissão através da água, alimentos, sangue, gotas respiratórias, trato digestivo e contato direto e indireto.

-Como você deve lavar as mãos?

Para uma lavagem eficaz, você deve aplicar sabão em abundância e esfregar as palmas das mãos até gerar muita espuma. Então isso deve ser passado entre os dedos, sob as unhas e o lado externo das mãos.

Depois, esfregue as pontas dos dedos várias vezes contra as palmas das mãos, incluindo os polegares. Finalmente, você deve esfregar os pulsos com a mão oposta e enxaguar com bastante água.

A lavagem deve durar pelo menos 20 segundos.

-Quais são os principais momentos para a higiene das mãos?

É essencial lavar as mãos após espirrar ou tossir; depois de entrar em contato com uma pessoa infectada; antes, durante e após o cozimento; antes de comer; depois de ir ao banheiro; depois de tocar em um animal; à chegada em casa e após tocar nos botões do elevador, maçanetas e trilhos da escada, entre outros momentos.

97. Álcool gel

-Como podemos lavar as mãos se não há água disponível?

Nesses casos, um desinfetante para as mãos à base de álcool a 75% pode ser usado, o que é eficaz na inativação do vírus.

-Como você aplica o gel desinfetante para as mãos?

É aplicado na palma de uma mão e esfrega por toda a superfície das mãos e dedos até secar. Esse processo deve levar pelo menos 20 segundos.

-O álcool 75% também é eficaz para desinfetar superfícies e objetos?

Sim Álcool a 75%, clorofórmio, formaldeído, desinfetantes que contêm cloro, ácido peracético e raios ultravioleta podem inativar o vírus, portanto, a limpeza de superfícies e objetos com álcool pode impedir a infecção.

- Espalhar pelo corpo álcool ou cloro mata o vírus?

Não. Isso é inútil, pois o vírus é encontrado dentro do corpo. A pulverização de álcool ou cloro pode danificar as roupas e as mucosas dos olhos e da boca, tornando-o perigoso.

Seu uso é eficaz apenas para desinfetar superfícies e objetos.

-Enxaguar regularmente o nariz com soro fisiológico ajuda a prevenir a infecção pela COVID-19?

Não. Não há evidências que sugiram que essa prática proteja contra infecções.

98. Estilo de vida, exercício e saúde mental

-Que estilo de vida é recomendado durante a pandemia?

No momento, é importante comer bem, exercitar-se regularmente e descansar adequadamente pelo menos 7 horas por dia.

Por outro lado, é necessário manter uma boa higiene e ventilar as salas com frequência.

Por fim, recomenda-se não trabalhar demais, fazer atividades relaxantes e recreativas e evitar locais com muita gente.

-Por que é importante se exercitar regularmente?

A prática de atividade física ajuda a melhorar a saúde geral, a qualidade de vida e o sono. Também permite manter um peso adequado, colabora no gerenciamento do estresse e reduz as chances de contrair certas doenças, como diabetes tipo 2, problemas cardiovasculares, obesidade, osteoporose, dor nas articulações e câncer de mama e cólon.

-Que rotina de exercícios é recomendada durante a pandemia?

Durante esse período, recomenda-se um programa abrangente e constante, no qual cada parte do corpo é exercida, aumentando progressivamente a intensidade.

Se não for possível sair para fora ou ir a uma academia devido à quarentena, é recomendável pesquisar na Internet rotinas de treinamento para realizar em casa.

-O que podemos fazer para nos preparar mentalmente para enfrentar a pandemia?

Durante esta fase, é compreensível sentir um pouco de ansiedade e medo. Isso é natural e você não deve se sentir culpado por experimentar essas emoções.

Pelo contrário, você precisa encontrar uma maneira de desabafar, distrair-se e aliviar a ansiedade.

A prática de atividade física regularmente; o uso de técnicas de relaxamento, como meditação, ioga, acupuntura ou massagem; passar mais tempo com a família e amigos; e participar de atividades gratificantes, como ler, ouvir música, desenhar ou aprender a tocar um instrumento musical, pode ajudar a gerenciar o estresse.

Caso o medo e a ansiedade se tornem insuportáveis, procure apoio profissional.

99. Ventilação de casas e quartos

-Por que é importante ventilar a casa?

Os ambientes domésticos e do local de trabalho costumam estar fechados, especialmente durante o inverno e os dias de baixa temperatura. Isso faz com que o ar nas salas seja poluído rapidamente, devido ao confinamento e atividades internas, como cozinhar.

-Quanto espaço deve ser ventilado?

Se o ar externo estiver bom, é recomendável ventilar pelo menos três vezes ao dia, pela manhã, tarde e noite. A ventilação deve ser mantida por pelo menos 15 a 30 minutos.

100. Cuidados na quarentena

-Que cuidados especiais devem ser seguidos durante a quarentena?

Durante a quarentena, evite sair e mantenha contato pessoal com outras pessoas o máximo possível.

Além disso, cuidados preventivos devem ser seguidos ao máximo, relacionados à lavagem frequente das mãos e desinfecção de superfícies e objetos.

Por outro lado, você deve manter uma boa higiene pessoal e doméstica e cobrir o nariz e a boca com um lenço descartável ao tossir ou espirrar.

101. Casas para idosos e deficientes

-Que cuidados especiais devem ser seguidos em asilos e deficientes?

Nesses centros, as atividades ao ar livre, a entrada de novos moradores e as visitas de familiares e amigos devem ser restritas para reduzir os riscos de contágio.

Por outro lado, o local deve tomar medidas extremas de higiene, desinfecção e proteção pessoal e ambiental.

Além disso, os trabalhadores devem ser treinados sobre como prevenir, controlar e identificar casos de COVID-19. Estes, por sua vez, devem educar e promover o cuidado entre os residentes.

Se um infectado for detectado, ele deverá ser isolado e colocado em quarentena imediatamente para evitar a transmissão para outras pessoas.

102. Mercados e supermercados

-Que cuidado deve ser tomado nos mercados e supermercados para evitar o contágio?

Nesses casos, é aconselhável planejar suas compras com antecedência e comprar tudo de uma só vez, para que você não precise ir ao mesmo local várias vezes.

Dentro das instalações, é recomendável evitar as horas mais movimentadas e manter sempre uma distância de segurança de dois metros com outros clientes.

É importante não falar sobre comida, muito menos tossir ou espirrar.

Além disso, é aconselhável levar suas próprias sacolas de compras para evitar o uso de carrinhos e cestas de supermercado e pagar com cartão para evitar tocar em notas e moedas.

103. Restaurantes e salas de jantar

-Que cuidado deve ter nos restaurantes e salas de jantar?

Nesses espaços, é aconselhável comer fora do horário normal para evitar multidões.

Se você estiver acompanhado, durante a refeição, evite contato e conversas cara a cara. Também a área de trabalho, para reduzir ao máximo a estadia no local.

Por outro lado, é aconselhável usar pratos, copos e talheres pessoais ou descartáveis que não sejam compartilhados com outras pessoas. Além disso, você deve lavar as mãos antes e depois de comer.

O pessoal que trabalha em restaurantes e cantinas deve usar máscaras e luvas junto com equipamentos de proteção regulares. Por sua vez, eles devem medir a temperatura diariamente e procurar sintomas relacionados ao vírus, como tosse, diarréia ou problemas respiratórios, para evitar afetar a segurança alimentar.

Finalmente, nesses locais, as medidas de higiene, limpeza e desinfecção também devem ser extremas.

104. Cinema e teatros

-Que cuidado deve ter nos cinemas e teatros?

Durante a pandemia, recomenda-se evitar visitas a lugares lotados e com pouca ventilação, como cinemas e teatros.

Se necessário, use uma máscara facial e mantenha a maior distância possível do resto dos espectadores.

Por outro lado, os organizadores desses espaços devem garantir a higiene diária, ventilação e esterilização das salas.

105. Elevadores e escadas

-Que cuidado deve ser tomado nos elevadores e escadas?

O elevador deve ser tomado com o mínimo de pessoas possível e usando uma máscara protetora. O ideal é viajar um por um e, se estiver cheio, é melhor esperar pelo próximo.

De preferência, recomenda-se o uso de escadas para ir de um andar para outro.

Ao retornar ao elevador, os botões devem ser pressionados com um lenço de papel descartável e as portas devem ser mantidas abertas por mais tempo para aumentar a ventilação. Além disso, seu interior deve ser limpo e desinfetado regularmente.

Quanto às escadas, é preciso respeitar a distância com outras pessoas e não é preciso tocar nas grades ou nos corrimãos ou com luvas descartáveis.

106. Transporte público e privado

-Que cuidado deve ser tomado no transporte?

No transporte público, uma máscara de proteção deve ser usada. Além disso, no caso de ter que esperar a chegada do ônibus ou do metrô, você deve evitar sentar nos bancos e manter uma distância segura de outras pessoas.

Se o veículo chegar e estiver cheio, é recomendável aguardar o próximo. Ao pagar, de preferência você deve usar cartões pré-pagos ou realizar a alteração exata, para não precisar trocar dinheiro com o colecionador.

Dentro do ônibus, se possível, sente-se em bancos vazios, sem pessoas próximas a você. Por sua vez, antes de segurar os trilhos de segurança, é aconselhável limpar as mãos com álcool gel.

Depois que a viagem termina, você deve lavar as mãos novamente com água e sabão.

107. Voos e aeroportos

-Que cuidado deve ter em vôos e aeroportos?

Idealmente, evite viajar durante a pandemia.

Caso você precise fazer isso, é recomendável fazer o check-in on-line antes de ir para o aeroporto e fazer o download do cartão de embarque no seu telefone celular para evitar manusear a papelada, entrar em contato com outras pessoas e perder tempo.

Por outro lado, é aconselhável evitar o uso de banheiros de aeroportos e aviões.

Uma vez no assento, recomenda-se desinfetar os cintos, apoios de braços, mesas reclináveis e tela sensível ao toque com álcool gel e ativar os respiradouros.

108. Portos e cruzeiros

-Que cuidado deve ser tomado nos portos e navios de cruzeiro?

Idealmente, evite fazer cruzeiros durante a pandemia.

Se necessário, fique na sua cabine o maior tempo possível. Em lugares comuns, mantenha uma distância de mais de dois metros com outros passageiros. Na sala de jantar, use seus próprios pratos ou talheres descartáveis. Lave as mãos com frequência e siga as orientações gerais para prevenir o vírus.

109. Escolas e universidades

-Que cuidado deve ser tomado nas escolas e universidades?

Nesses estabelecimentos, estudantes e professores devem ser conscientizados sobre medidas de prevenção, controle e segurança por meio de palestras e treinamento.

Além disso, devem ser estabelecidos protocolos de ação para detectar possíveis casos e garantir que os infectados entrem em quarentena. Isso pode incluir exames diários de alunos e professores para detectar sintomas.

Por outro lado, a equipe de limpeza deve aumentar a higiene, ventilação e desinfecção de salas de aula e itens para uso público.

As reuniões e atividades do grupo também devem ser desencorajadas. Nas salas de aula, os alunos devem sentar-se separadamente, mantendo uma distância adequada entre si.

Finalmente, os horários devem ser organizados em academias, bibliotecas, laboratórios e salas de jantar, para que haja o menor número possível de pessoas ao mesmo tempo.

Parte X. Resumo dos fatos e controvérsias clínicas.

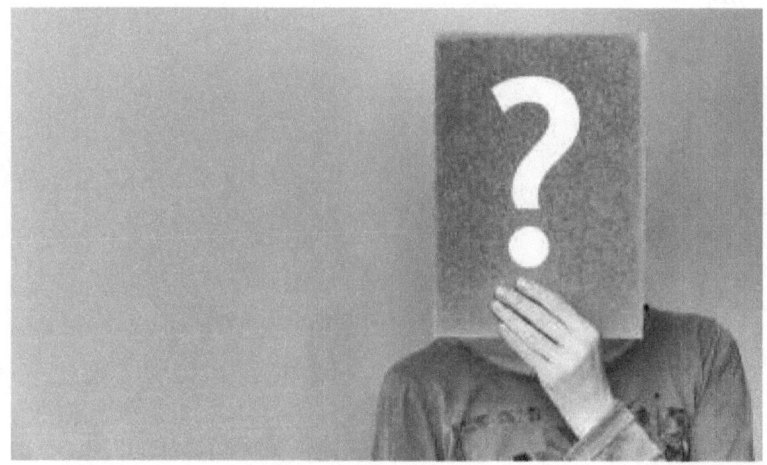

Nesta última parte do livro, dedicaremos você a responder algumas perguntas, bem como esclarecer dúvidas e mitos sobre medidas de prevenção, diagnóstico, sintomas, complicações, imunidade e tratamentos.

A lavagem das mãos com sabão, hipoclorito de sódio e álcool anti-séptico remove o vírus.

Verdadeiro. A lavagem das mãos é muito importante porque, quando é feita com água e sabão ou usando um desinfetante à base de álcool, os vírus que podem estar neles são mortos.

Quarentena, distância social e uso de máscaras evitarão nos infectar.

Verdadeiro. Essas medidas servem para reduzir o potencial de transmissão de doenças. Se aplicado corretamente e em larga escala, a distância social, a quarentena e o uso de máscaras quebram ou diminuem a cadeia de contágio. Isso ajuda a proteger o público vulnerável e reduz a carga de atendimento nos hospitais, evitando o colapso do sistema de saúde.

Pessoas que têm o vírus sem sintomas podem transmiti-lo.

Verdadeiro. Está comprovado que pacientes assintomáticos podem transmitir a doença. Por isso, é importante que, mesmo sem mostrar sinais, cumpram a quarentena.

É uma gripe simples que ataca pessoas idosas com baixas defesas.

Falso. Esse vírus é 30 vezes mais letal que a gripe comum e quase duas vezes mais contagioso. Também ataca pessoas de todas as idades.

Somente idosos e pessoas com condições médicas anteriores se complicam e morrem.

Falso. Embora seja verdade que idosos e pessoas com condições médicas anteriores apresentam riscos muito maiores, também houve casos de pacientes que não tiveram problemas de saúde anteriores que sofreram complicações. Portanto, é importante que todos cuidemos de nós mesmos.

Crianças e jovens saudáveis são menos suscetíveis ao vírus.

Verdadeiro. Pesquisas preliminares mostram que crianças e jovens saudáveis são menos suscetíveis.

Há uma diferença entre a resposta inflamatória protetora e a resposta hiperinflamatória.

Verdadeiro. Quando ocorre um ataque de uma bactéria ou vírus, o sistema imunológico pode ativar uma resposta inflamatória protetora como mecanismo de defesa. Nestes casos, o tecido danificado libera substâncias químicas que causam inflamação. Isso ajuda a isolar a substância estranha e atrai glóbulos brancos para destruí-la.

No entanto, algumas vezes essa resposta pode ser grave e hiperinflamatória. Os produtos químicos que o mesmo organismo libera no fluxo sanguíneo podem causar alterações que danificam vários sistemas do corpo e pioram a condição.

Uma das complicações mais graves é "tempestade de citocinas e linfo-histiocitose hemofagocítica".

Verdadeiro. A tempestade de citocinas é uma reação imune grave, na qual muitas citocinas são liberadas no sangue pelo organismo muito rapidamente. Essas proteínas desempenham um papel importante nas respostas imunes, mas podem ser prejudiciais quando produzidas em grandes quantidades.

Nos casos de COVID-19, alguns pacientes respondem ao vírus com uma tempestade de citocinas, exacerbando sua condição causando a falência de múltiplos órgãos.

A linfo-histiocitose hemofagocítica é um distúrbio raro no qual histiócitos e linfócitos (tipos de glóbulos brancos) se acumulam nos órgãos e destroem outras células sanguíneas. O fator desencadeante pode ser um COVID-19 semelhante a uma infecção e afeta principalmente pessoas com deficiências de imunidade, doenças auto-imunes ou câncer.

O vírus entra nas células do corpo através do receptor ECA-II.

Verdadeiro. O eixo renina-angiotensina-aldosterona é um sistema hormonal que regula a pressão sanguínea, o volume extracelular do corpo e o equilíbrio de sódio e potássio no organismo.

A renina é secretada pelas células do aparelho justaglomerular do rim. Catalisa o movimento do angiotensinogênio, uma glicoproteína secretada no fígado, em angiotensina I. Por sua vez, é convertido em angiotensina II pela ação da enzima conhecida como ACE-2 ou ACE-2 nos pulmões e outros tecidos, e órgãos.

Uma das maneiras pelas quais o novo vírus entra nas células do corpo é usando a enzima ACE-2 ou ECA-2 como receptor.

Interromper tratamentos para hipertensão, diabetes e artrite reumatóide ajuda contra o vírus.

Falso. Esses pacientes devem continuar com seus tratamentos e intensificar controles e medidas preventivas. Em nenhum caso eles devem suspender seus medicamentos ou se automedicar sem a supervisão de um profissional. A adesão ao tratamento é ainda mais importante nestes tempos.

Atualmente, não há evidências para apoiar a descontinuação desses medicamentos, incluindo inibidores da enzima conversora da angiotensina ACE e bloqueadores dos receptores da angiotensina (BRA), utilizados, por exemplo, no tratamento da hipertensão.

Perda de olfato e paladar entre os primeiros sintomas.

Verdadeiro em alguns casos. Alguns pacientes com COVID-19 relataram dificuldades na detecção de paladar e odores. Embora no momento a causa pela qual isso ocorre não seja conhecida, ela está sendo investigada.

Essas pessoas relataram uma perda repentina dos sentidos do paladar e do olfato, mesmo sem os sintomas mais comuns da doença, como febre, tosse, dor de garganta ou dificuldade em respirar. Esses sinais parecem aparecer no início da infecção, portanto, podem ajudar a detectar sua infecção no início.

Existem sinais de alarme úteis para pacientes menores isolados em sua casa para evitar morrer em casa.

Verdadeiro. Esses pacientes devem controlar a febre e contatar um médico nos casos em que esteja acima de 38 graus ou quando tiverem dificuldade em respirar, dor ou pressão constante no peito, alterações no estado mental, confusão, dificuldade em acordar ou uma tonalidade azulada nos lábios ou no rosto.

Existem diferentes cursos de patogênese, clínica e tratamento entre as fases do COVID-19

Verdadeiro. Nos casos de doença leve, os pacientes não apresentam sintomas ou são muito leves - tosse, febre abaixo de 38 graus, congestão nasal, mal-estar geral. Esses pacientes não necessitam de hospitalização e podem se recuperar e colocar em quarentena em casa.

Nos casos de doença grave, os pacientes têm uma frequência respiratória superior a 30 respirações por minuto; saturação de oxigênio no sangue inferior a 93%; uma relação Kirby ou PaO2 / FiO2 inferior a 300; e infiltrados pulmonares superiores a 50% em 24-48 horas.

Quando o valor da saturação de oxigênio é menor que 90%, é aplicada oxigenoterapia suplementar, que pode incluir cateter nasal, máscara de oxigênio, oxigenoterapia transnasal de alto fluxo e ventilação mecânica não invasiva ou invasiva, entre outras possibilidades.

Se a insuficiência respiratória hipoxêmica aguda não responder ao tratamento convencional, uma cânula nasal de alto fluxo (HFNC) e ventilação não invasiva por pressão positiva (VNIPP) podem ser usadas.

Nos casos graves, os pacientes apresentam insuficiência respiratória com necessidade de ventilação mecânica ou choque séptico. O tratamento inclui oxigenoterapia, reposição de líquidos, tratamentos antibacterianos, corticosteróides e testes com antivirais em estudo.

Todas as pneumonias requerem raios-X, ultrassonografia e tomografia computadorizada.

Falso. No entanto, esses estudos fornecem indicadores interessantes a serem considerados para agilizar o diagnóstico, iniciar o tratamento e isolar os pacientes quando necessário, sendo recomendado seu uso.

O teste de diagnóstico molecular RT-PCR e os testes de diagnóstico rápido para SARS-CoV2 são diferentes.

Verdadeiro. O teste de PCR busca detectar a presença de uma molécula de ácido ribonucleico (RNA), o material genético do vírus. Tem a vantagem de ser muito específico, pois permite diferenciar dois patógenos muito semelhantes.

Além disso, este teste é muito eficaz, porque cobre o vírus nos estágios iniciais da infecção. Sua desvantagem é que os resultados demoram entre 4 horas e dois dias.

Enquanto isso, testes rápidos usam amostras de sangue para detectar anticorpos produzidos contra a doença ou amostras respiratórias para procurar proteínas de vírus.

Ao contrário da PCR, esses testes são úteis a partir do quinto dia de infecção. Eles também têm a desvantagem de não serem tão eficazes e específicos. Como um ponto a favor, eles permitem que você obtenha os resultados em apenas 15 minutos.

Procalcitonina como marcador de infecção bacteriana.

Verdadeiro. O nível de procalcitonina (uma proteína que é produzida no organismo em alguns casos) no sangue geralmente é normal no início da doença, mas aumenta em pacientes que necessitam de tratamento intensivo. Portanto, é recomendável realizar testes para monitorar esse indicador regularmente, pois pode indicar uma complicação secundária da infecção bacteriana.

A doença pode causar sintomas extrapulmonares e falência de múltiplos órgãos.

Verdadeiro. Quando o vírus começa a se espalhar, pode causar vários sintomas por todo o corpo. Não está claro se isso ocorre como consequência de uma manifestação viral direta ou devido à resposta inflamatória.

Alguns sinais comuns são confusão mental, declínio cognitivo e convulsões no sistema nervoso central; insuficiência renal e adrenal; miocardite no coração; e vasculite sistêmica.

No caso de falência de múltiplos órgãos, geralmente é causada pela tempestade de citocinas.

Existem preditores confiáveis de gravidade ou mortalidade que permitem realizar ações médicas avançadas.

Verdadeiro. Pacientes com pneumonia grave, dispnéia e hipoxemia que afetam mais de 50% do pulmão em 24 a 48 horas requerem tratamento urgente para impedir que ele progrida para sepse, choque séptico e síndrome da disfunção de múltiplos órgãos.

Por sua vez, dentro desses preditores estão a frequência respiratória de mais de 30 respirações por minuto; saturação de oxigênio no sangue menor que 93%; uma relação Kirby ou PaO2 / FiO2 inferior a 300; infiltrados pulmonares superiores a 50% em 24 a 48 horas.

O oseltamivir e outros antivirais podem ser tratamentos.

Falso. No momento, não existe terapia antiviral comprovada que funcione contra esse vírus. No entanto, alguns medicamentos estão sendo usados com o procedimento de uso compassivo, reservado para medicamentos ainda não aprovados usados em pacientes que não têm outra opção terapêutica.

O oseltamivir é um antiviral usado no tratamento de alguns tipos de infecção por influenza (outro tipo de vírus que causa a síndrome do tipo gripe) e faz parte dos medicamentos que estão sendo testados contra a COVID-19. É recomendado para casos de doença moderada.

Ivermectina ou nitazoxanida são medicamentos para tratar a doença.

Falso. A ivermectina é um medicamento anti-helmíntico indicado para o tratamento de parasitoses como estrongiloidíase, oncocercose e sarna. Tem sido usado no combate ao HIV, dengue, gripe, zika, entre outras doenças.

A nitazoxanida é um antiparasitário usado no tratamento da diarréia causada pelo protozoário cryptosporidium ou giardia. Ambos os medicamentos estão em estudo contra a COVID-19.

O tratamento para pacientes hospitalizados é azitromicina, cloroquina e hidroxicloroquina.

Parcialmente verdade. Cloroquina e hidroxicloroquina são dois antimaláricos que também são usados para tratar doenças auto-imunes, como lúpus e alguns tipos de artrite. A azitromicina, enquanto isso, é um antibiótico.

O uso desses medicamentos associados à COVID-19 está sendo estudado. Sua implementação é recomendada nos casos em que existem fatores de risco evidentes para a progressão da doença.

Entre as reações adversas da cloroquina, foram identificadas tonturas, dor de cabeça, náusea, vômito, diarréia, diferentes tipos de erupções cutâneas e parada cardíaca.

O uso de plasma fresco ou imunoglobulinas de pacientes recuperados pode ajudar a tratar outros pacientes e prevenir infecções.

Em estudo. Este tratamento envolve a remoção do plasma sanguíneo de pessoas que se recuperaram da doença para tratar pacientes críticos.

Este plasma - que é administrado através de uma transfusão - contém anticorpos capazes de atacar o vírus e ajudar os pacientes a se recuperarem mais rapidamente.

Interferon, anticorpos monoclonais e imunoglobulinas intravenosas são tratamentos.

Em estudo. O interferon é uma molécula produzida pelo próprio corpo para combater infecções virais e ajudar a regular a inflamação. Seu uso em pacientes com COVID-19 é recomendado para casos críticos.

Anticorpos monoclonais são proteínas usadas pelo sistema imunológico para identificar e neutralizar objetos estranhos, como bactérias e vírus. Seu uso pode bloquear a capacidade do novo coronavírus de penetrar nas células.

A imunoglobulina intravenosa, por sua vez, é uma substância fabricada com anticorpos extraídos do sangue de doadores saudáveis. Uma dose precoce pode melhorar o prognóstico de pacientes críticos com COVID-19.

As troponinas e outras enzimas indicam dano endotelial, dano cardíaco e infarto agudo do miocárdio.

Verdadeiro. As troponinas elevadas são um marcador de dano do miocárdio. Por sua vez, o teste do marcador cardíaco mede a liberação no sangue de várias enzimas que ajudam a diagnosticar um ataque cardíaco.

A insuficiência cardíaca ocorre quando o músculo cardíaco não bombeia o sangue adequadamente. Certas condições, como artérias estreitadas ou pressão alta, deixam progressivamente o coração muito fraco ou rígido para encher e bombear com eficácia.

O infarto agudo do miocárdio, também conhecido como ataque cardíaco, ocorre como consequência do suprimento insuficiente de sangue ao coração e da conseqüente falta de oxigênio.

Os profissionais de saúde devem se proteger mais da parada cardiorrespiratória.

Verdadeiro. A parada cardiorrespiratória envolve a interrupção súbita e inesperada da circulação sanguínea e da respiração espontânea. Isso gera falta de oxigênio para os órgãos vitais, danificando especialmente o cérebro. Quando para de receber oxigênio por 6-8 minutos, ocorre a morte de suas células, produzindo uma situação irreversível.

Nos procedimentos de ressuscitação, o pessoal médico deve usar máscaras N95, escudos, luvas de látex, roupas de isolamento à prova d'água, roupas de proteção e respirador, se necessário, como medidas de proteção.

No desemprego, melhore as vias aéreas com: Ambu, máscaras laríngeas e intubação endotraqueal.

Verdadeiro. Para melhorar a área das vias aéreas de pacientes que não estão respirando ou que estão tendo problemas para respirar por conta própria, um ressuscitador manual conhecido como Ambu pode ser usado. É uma máscara de bolsa auto-expansível que fornece ventilação com pressão positiva.

Outras opções são colocar uma máscara laríngea ou realizar uma intubação endotraqueal. Neste último caso, uma sonda é colocada na traquéia através da boca ou nariz.

Na ressuscitação cardíaca, a sequência é: desfibrilação, técnica de massagem cardíaca em pronação, medicação.

Depende da causa da parada cardíaca. No caso de parada cardíaca, um procedimento imediato de ressuscitação cardiopulmonar de RCP deve ser realizado. A respiração boca a boca é combinada com compressões torácicas, para fornecer oxigênio aos pulmões e manter o sangue circulando até que a respiração e as palpitações cardíacas possam ser restauradas.

Os cuidados avançados continuam com a desfibrilação, na qual um dispositivo é usado para causar um choque elétrico no coração. Isso faz com que ele pare momentaneamente e depois retome seu ritmo normal.

Finalmente, certos medicamentos antiarrítmicos também podem ser necessários para tratar a emergência ou para terapia ao longo prazo.

Para o estudo do dano cardíaco, são realizados: ecocardiograma, angiografia coronariana intervencionista e trombólise.

Verdadeiro. O ecocardiograma é um teste que cria imagens do coração e ajuda a diagnosticar defeitos no órgão.

Por sua vez, a angiografia coronariana é um procedimento no qual um cateter é inserido em uma artéria no braço ou na virilha, que é cuidadosamente levado ao coração, permitindo a detecção de obstrução do fluxo sanguíneo.

Enquanto isso, a trombólise é um processo no qual os coágulos sanguíneos se decompõem usando medicamentos.

Ajuda o efeito imunomodulador de estatinas, própolis, gotas homeopáticas e levamisol.

Em estudo. As estatinas são drogas que reduzem o colesterol e certas gorduras no sangue, o que ajuda a reduzir as doenças cardiovasculares. Eles também têm um efeito imunomodulador e anti-inflamatório. A evidência de seu papel em pacientes com COVID19 é escassa.

A própolis é um material produzido pelas abelhas que é usado para tratar inchaços e feridas no interior da boca. Seu uso pode ajudar a fortalecer o sistema imunológico e funcionar como um antiviral natural.

Quanto às gotas homeopáticas, atualmente não há evidências científicas de que seu uso aumente as defesas contra doenças virais e infecções respiratórias.

O levamisol, enquanto isso, é um medicamento anti-helmíntico e imunomodulador. No momento, também não há certeza de que seja eficaz na prevenção ou tratamento da COVID-19.

Melhora as defesas: vitamina D, soro vitamínico do complexo B e overdose de vitamina C

Falso. Não há evidências científicas de que essas vitaminas sejam eficazes na prevenção da infecção por COVID-19. Além disso, tomar e injetar vitamina C, suplementos vitamínicos e outras preparações não têm efeito imediato. Seu uso deve ser de longo prazo, de maneira correta e combinada com um estilo de vida saudável para ser eficaz.

De qualquer forma, para melhorar o funcionamento do sistema imunológico, é melhor seguir uma dieta equilibrada, exercitar-se moderadamente e manter um bom estado de saúde mental.

Por outro lado, a suplementação de vitamina D poderia ajudar a prevenir infecções respiratórias agudas.

As vacinas eficazes podem estar disponíveis em menos de 2 anos.

Verdadeiro. Estima-se que seu desenvolvimento possa levar entre 6 meses e um ano e meio. Os prazos geralmente são muito mais longos, mas é possível que nesta situação de crise global haja mais flexibilidade para que os órgãos reguladores internacionais o aprovem.

Afeta a gravidez, o parto e o recém-nascido.

Não verificado. Ao contrário de outras doenças infecciosas, as mulheres grávidas com COVID-19 não parecem desenvolver um quadro clínico mais grave do que a população em geral. Também não há evidências de que a doença aumente o risco de aborto.

Además, los primeros estudios señalan que no hay transmisión vertical antes, durante y tras el parto por lactancia materna de madres infectadas a hijos.

Isso prejudicará o desenvolvimento psicomotor e intelectual das crianças.

Falso. A COVID-19 afeta crianças em uma proporção muito pequena em comparação com adultos. Além disso, nesses poucos casos, a doença geralmente é muito leve e geralmente não deixa sequelas.

Pacientes recuperados podem deixar o isolamento e o uso de máscaras.

Verdadeiro. Para receber alta, esses pacientes devem estar estáveis e livres de febre, e as imagens pulmonares devem mostrar melhora significativa sem sinais de disfunção orgânica.

Além disso, a respiração e a fala devem ser normalizadas e a pessoa deve estar em consciência limpa por pelo menos 3 dias. Finalmente, eles devem ter dois resultados negativos consecutivos realizados em dias diferentes do teste de PCR.

Os pacientes recuperados são imunes ao SARS-Cov2.

Em estudo. Ainda é muito cedo para dar uma resposta. No momento, não há dados científicos determinantes sobre a duração dos anticorpos imunes protetores gerados em pacientes que tiveram a doença e foram curados. No entanto, esses pacientes podem ser protegidos contra infecções futuras.

A maioria das pessoas infectadas com SARS desenvolveu imunidade a longo prazo, variando de oito a dez anos. No caso do MERS, foi muito menor. Estima-se que a imunidade contra a COVID-19 possa ter pelo menos 1 ou 2 anos, embora no momento não haja dados concretos.

Deixa sequelas funcionais ou fibrose pulmonar em pacientes recuperados

Em estudo. No entanto, embora ainda seja prematuro demais para tirar conclusões porque a doença é muito recente, foram detectados casos em que o pulmão fica com algum tipo de fibrose.

Assim também depende de qual era o estado do órgão antes da doença.

Volume 2

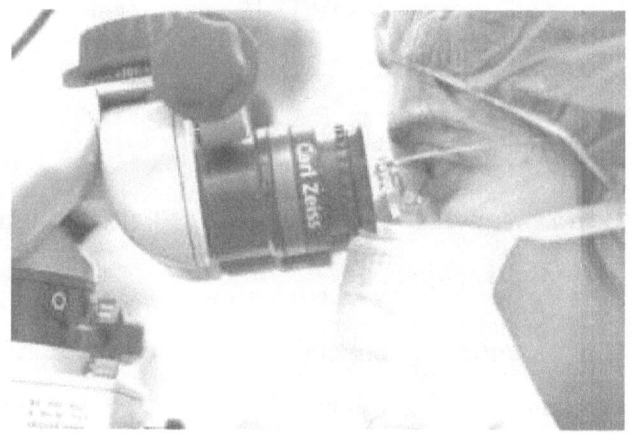

Destinado aos profissionais de saúde, para enriquecer seus conhecimentos sobre SARS-CoV-2 e patologia COVID-19

Guia do Novo Coronavírus

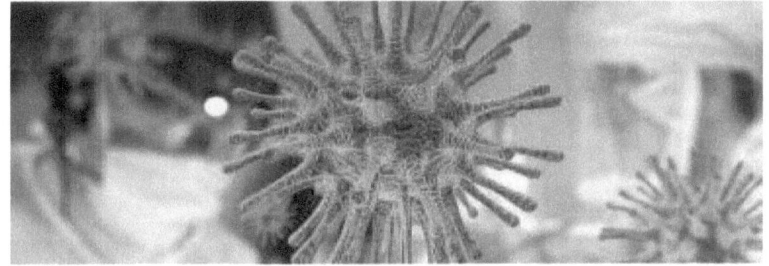

Dr. Mario Vega Carbó

Endocrinologista

Edição 2020

-Volume N° 2-

Antecedentes e cronograma da pandemia

O **novo coronavírus COVID-19** apareceu pela primeira vez na cidade de Wuhan, província de Hubei, na China, no **início de dezembro de 2019.**

Em apenas um mês, o número de casos cresceu exponencialmente e apenas três meses depois já é uma pandemia global.

As principais datas desta pandemia estão descritas abaixo:

Em 8 de dezembro de 2019, sete casos de uma doença estranha que causou sintomas semelhantes à pneumonia foram relatados em Wuhan, província de Hubei, China.

Em 21 de dezembro desse ano, o Centro Chinês de Controle de Doenças identificou um primeiro grupo de 15 pacientes afetados por pneumonia de causa desconhecida.

Em 30 de dezembro de 2019, o sequenciamento genético do patógeno em um paciente indicou a presença, ainda não totalmente confirmada, de um coronavírus relacionado à Síndrome Respiratória Aguda Grave (SARS).

Além disso, a maioria dos pacientes doentes foi encontrada como trabalhadores ou clientes do Mercado Atacadista de

Frutos do Mar de Wuhan, dos quais sete estavam em estado crítico.

Em 31 de dezembro de 2019, um aviso urgente da presença de pneumonia de causa desconhecida foi enviado ao Centro Municipal de Saúde de Wuhan. No momento, já existem dezenas de pacientes afetados em hospitais nesta cidade.

Por seu lado, **em janeiro**, a origem desta doença foi descoberta e os casos começaram a aparecer fora da China. Este mês marcou o início da expansão mundial do novo coronavírus.

Em 9 de janeiro de 2020, o "Paciente Zero" morreu, um homem de 61 anos que alegou estar doente depois de visitar o Mercado de Frutos do Mar de Wuhan.

No mesmo dia, as autoridades de saúde chinesas notificaram a Organização Mundial de Saúde (OMS) que identificaram um novo tipo de coronavírus, chamado 2019-nCoV, como causador do surto de pneumonia em Wuhan.

Em 13 de janeiro, a OMS relatou o primeiro caso de COVID-19 fora da China, neste caso na Tailândia. A vítima era uma chinesa de 61 anos que voara para Bangkok cinco dias antes.

Em 16 de janeiro, o Japão relatou seu primeiro caso a um morador da Prefeitura de Kanagawa.

Em 20 de janeiro, a Coréia do Sul informou a OMS que havia confirmado um primeiro caso. Simultaneamente, os pesquisadores chineses identificaram três cepas diferentes do 2019-nCoV naquele dia, confirmando que o coronavírus original que apareceu em Wuhan havia sofrido uma mutação.

Enquanto o anúncio dessa descoberta foi feito, os Estados Unidos confirmaram o aparecimento do primeiro caso naquele país, no estado de Washington.

Cingapura relatou seu primeiro caso **em 23 de janeiro**, em uma pessoa que veio de Wuhan, assim como Taiwan e Vietnã.

Em 23 de janeiro, o governo chinês ordenou uma quarentena total para os 11 milhões de habitantes de Wuhan, bem como o cancelamento de voos e partidas de trem de e para esta cidade.

A operação de trens, ônibus e balsas em toda a área metropolitana da cidade também foi suspensa.

Nessa data, 17 pessoas já haviam morrido na China e outras 580 haviam sido infectadas fora deste país.

Em 24 de janeiro, o primeiro relatório do COVID-19 foi registrado na Europa, em dois franceses que chegaram a Paris de avião de Wuhan, enquanto a China informou que já havia 830 infectados em seu território continental.

Por seu lado, **em 25 de janeiro**, a Austrália informou que três nacionais que chegaram de Wuhan foram diagnosticados com COVID-19.

Nesse mesmo dia, o Canadá relatou seu primeiro caso na cidade de Toronto, também em um turista que havia retornado de Wuhan.

Em 27 de janeiro, a Alemanha relatou seu primeiro caso a um nacional da região do Bayern que retornou de Xangai, na China.

Em 29 de janeiro, a COVID-19 chegou ao Golfo Pérsico, quando os Emirados Árabes Unidos informaram a OMS que havia 4 casos confirmados desse vírus, todos em pessoas que estavam em Wuhan, na China.

Em 30 de janeiro, a OMS informou que a COVID-19 estava presente em todas as províncias da China continental, bem como em vários países da Europa, América do Norte e do Sul.

Nessa data, a OMS declarou estado de emergência de saúde global devido ao surto de COVID-19, que já havia matado 170 pessoas na China e adoecido 7.711.

Naquela época, a China havia ordenado o fechamento completo de Wuhan e a cessação de todas as atividades não essenciais, para que a população permanecesse isolada e reduzisse o contágio de pessoa para pessoa.

Nesse mesmo dia, a Itália relatou seus dois primeiros casos, mas nenhuma medida especial foi emitida para impedir a propagação do contágio, exceto as restrições aos viajantes da China.

O mês de fevereiro marcou o início da rápida disseminação da COVID-19 na Europa, América Latina e Europa, onde vários países tiveram que aplicar medidas extremas de isolamento social e fechamento de fronteiras para tentar impedir a epidemia.

Destaca-se a data **de 28 de fevereiro,** quando foram relatados os dois primeiros casos na América Latina, em dois mexicanos que visitaram a Itália. Imediatamente foram relatados casos no Chile, Colômbia e Brasil.

O mês de março marca a declaração de uma pandemia global de COVID-19 pela Organização Mundial da

Saúde e o aumento exponencial de casos confirmados em todos os continentes, exceto na África.

De 5 a 6 de março, o aparecimento da COVID-19 foi relatado na América Central e do Sul, neste caso na Argentina, Peru, Colômbia e Costa Rica.

Em 7 de março, mais de 90 países enfrentavam a presença da COVID-19 e 102.000 pessoas infectadas haviam sido registradas e quase 3.500 mortes. Naquele dia, o Paraguai relatou seu primeiro caso de coronavírus.

Em 9 de março, a Alemanha relata que a Alemanha registra 1.100 casos de COVID-19 e as 2 primeiras mortes ocorrem naquele país.

Em 12 de março, a OMS relata que em todo o mundo existem 126.100 infectados com COVID-19 e 4.600 mortes.

Em 14 de março, a OMS relata que a Europa é o novo epicentro da epidemia COVID-19 e os Estados Unidos declaram estado de emergência nacional de saúde. Até hoje, os infectados no mundo excedem 145.300 pessoas e há 5.500 mortes.

Por outro lado, a OMS informou que 71.600 pessoas haviam se recuperado, principalmente na China.

Em 16 de março, a situação na Europa força a União Europeia a fechar as fronteiras internas. Portugal relata a primeira morte por esse coronavírus.

Em 18 de março, a Espanha atinge 11.178 infectados e 491 mortos. Enquanto em todo o mundo, 218.000 são relatados infectados, 8.809 falecidos e 84.000 pessoas recuperadas.

Apenas um dia depois, a Itália atingiu 3.405 mortes, superando a China, que tinha 3.252 registrados. Globalmente, o número de infectados aumenta para 244.000, com 10.000 mortes e 86.000 recuperações.

Em 25 de março, a Espanha excedeu o número de mortes na China, com 3.434 mortes, das quais 738 ocorreram nas últimas 24 horas.

Em 27 de março, a Espanha registra 769 mortes em apenas 24 horas. No mundo, os infectados são mais de 500.000 pessoas, das quais 88.000 correspondem aos Estados Unidos. Isso coloca os EUA acima da China e da Itália em número de infecções.

Em 30 de março, a Espanha superou a China em número de casos positivos e, em todo o mundo, mais de 700 mil pessoas foram infectadas em todo o planeta.

A isto se somam mais de 30 mil mortes por complicações relacionadas a esta doença.

Parte I. Defesas, vias aéreas e vírus

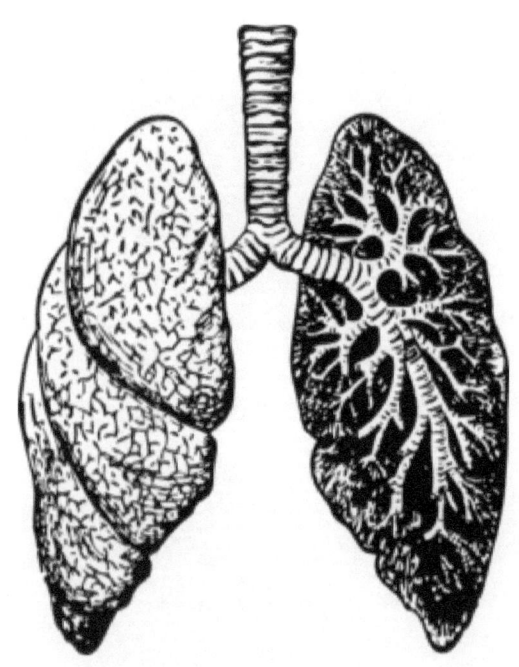

O corpo humano tem um sistema imunológico para se proteger de infecções e patógenos externos.

Este sistema é constituído por uma variedade de células sanguíneas, chamadas células brancas do sangue ou linfócitos, especialmente adaptadas para detectar e destruir microorganismos fora do corpo.

Diferentes estruturas corporais, como o baço e a medula óssea, participam da formação dessas células.

Além disso, o corpo possui estruturas que ajudam a filtrar e remover toxinas e patógenos do fluxo sanguíneo. Os linfonodos são as principais estruturas desse tipo.

1. Tipos de imunidade

O termo imunidade vem do latim *immunis*, que significa "sem carga". Este termo refere-se à capacidade geral de um organismo ou hospedeiro de resistir a uma determinada infecção ou doença.

No início do século XX, os conceitos de "anticorpo" foram definidos para se referir a proteínas produzidas por células do sistema imunológico que participam da imunidade humoral e "antígenos" para substâncias que se ligam a anticorpos ou estimulam sua produção.

A defesa contra um agente infeccioso é baseada em uma combinação da resposta orgânica precoce relacionada à imunidade inata e a resposta subsequente resultante da imunidade adaptativa que o corpo desenvolveu.

Como imunidade inata, também chamada natural, descreve os mecanismos que o corpo tem para se proteger de infecções antes que elas apareçam.

Esses mecanismos são a primeira linha de defesa do corpo contra infecções. Eles incluem barreiras químicas e físicas, células fagocíticas, células citotóxicas naturais e proteínas do sangue.

Por seu lado, a imunidade adaptativa, também chamada de adquirida, é aquela que o corpo desenvolve por estímulo após ser exposta a patógenos. Nesse caso, a imunidade é seletiva e específica para cada tipo de agente infeccioso. Os principais culpados por essa imunidade adaptativa são os linfócitos.

Existem dois tipos de imunidade adaptativa, como imunidade humoral e imunidade celular.

2. Imunidade humoral e celular

A imunidade celular é baseada na defesa do organismo através da ativação de linfócitos T celulares, principalmente na presença de microrganismos intracelulares.

Por seu turno, a imunidade humoral baseia-se na defesa do organismo através da ação de macromoléculas chamadas anticorpos. Nesse caso, eles geralmente são ativados para atacar infecções por microorganismos extracelulares e pelas toxinas que produzem.

Esse mecanismo de defesa, por sua vez, tem a capacidade de recuperar a infecção combatida, através dos linfócitos B da memória. Dessa forma, se a infecção reaparecer, as defesas do corpo serão ativadas de forma mais rápida e eficiente para combatê-la.

No entanto, não se pode dizer que sejam duas formas de imunidade totalmente separadas, pois as células e os processos fisiológicos que participam dos dois tipos de resposta estão intimamente relacionados.

3. Imunidade ativa e passiva

Outra forma de resistência à infecção é a imunidade ativa, na qual o sistema imunológico do corpo é motivado a reagir quando exposto a um antígeno ou estrutura imunogênica específica.

Por seu lado, a imunidade passiva consiste no que é adquirido pelo indivíduo por transferência externa. Isso significa que é uma imunidade adquirida sem ter sido exposta ao antígeno correspondente a uma determinada infecção, como é o caso da imunidade que a mãe transfere para o feto ou que é adquirida após tratamento contra raiva ou tétano.

4. Defesa contra agentes biológicos

Todo organismo vivo possui mecanismos para se proteger da ação prejudicial dos agentes biológicos. Estes podem ser mecanismos inespecíficos ou específicos.

Os mecanismos inespecíficos reagem a qualquer patógeno ou substância estranha que entre no organismo, destruindo-o o mais rápido possível. Mecanismos não específicos incluem barreiras naturais, a microflora e a resposta inflamatória ou resposta celular não específica.

Barreiras naturais, também chamadas barreiras primárias, são compostas de epiderme de pele e planta de animais, além de secreções mucosas. Sua função é bloquear a entrada de patógenos no corpo através de uma barreira física ou mecânica.

A pele age como uma parede contra agentes externos, graças à sua espessura, capacidade à prova d'água e leve acidez devido à liberação de ácidos graxos nas glândulas sebáceas. As secreções vaginais, muco nasal e mucosa estomacal também protegem contra a entrada de bactérias no organismo, graças às suas enzimas bactericidas. O muco do nariz e das vias aéreas ajuda a capturar e expulsar substâncias e bactérias estranhas dos pulmões através de espirros e tosse.

Quanto à microflora, são cepas comensais de bactérias que formam simbiose com os corpos humanos e animais e as protegem contra bactérias estranhas, competindo com elas por nutrientes e liberando substâncias que afetam seu desenvolvimento. A pele e o intestino são cobertos por milhares desses microorganismos simbióticos.

Por seu lado, a resposta inflamatória ou resposta celular inespecífica, consiste em uma reação das células para se protegerem de patógenos, em muitos casos produzindo substâncias como interferons, que impedem que vírus iniciem seu processo de multiplicação.

A produção de histaminas e outras substâncias produz uma dilatação dos vasos sanguíneos na área afetada e, portanto, é gerada uma inflamação.

5. Anatomia das vias aéreas

Do ponto de vista anatômico, o sistema respiratório humano é constituído pelas seguintes estruturas:

- Trato respiratório superior.
- Trato respiratório inferior.
- Músculos diafragmáticos e acessórios.

As vias aéreas superiores são compostas pelo nariz e faringe. A faringe, por sua vez, comunica-se com as vias aéreas inferiores, compostas pelos brônquios e bronquíolos localizados dentro dos pulmões.

Os pulmões, por sua vez, são constituídos por milhões de estruturas chamadas alvéolos, onde a troca de CO_2 e O_2 ocorre entre a atmosfera e o corpo. Por sua vez, os pulmões e as vias aéreas inferiores estão localizados dentro do tórax, cercados pelas costelas.

A entrada e saída de ar dos pulmões, que conhecemos como ação da respiração, é causada pelo movimento regular do diafragma, um conjunto de músculos em forma de cúpula localizado abaixo dos pulmões. Ao elevar e abaixar e abaixar o diafragma, ele faz com que os pulmões se encham ou esvaziem de ar por efeito mecânico.

6. Barreiras, mucosa e epitélio respiratório

Como dissemos antes, o corpo possui barreiras naturais para se proteger da entrada de bactérias, vírus e substâncias perigosas. No caso dos pulmões, a mucosa nasal e o epitélio respiratório são as principais estruturas protetoras.

O epitélio respiratório é ele próprio um epitélio ciliado, ou seja, possui milhares de pequenos pêlos ou barbas e que cobre todo o trato respiratório. O movimento de suas barbas ou cílios, combinado com o muco que é secretado continuamente, ajuda a expulsar os pulmões de bactérias mortas, poeira e patógenos que podem estar dentro deles. Em casos graves, o mecanismo da tosse é ativado para ajudar a expelir catarro ou muco excessivo.

A mucosa nasal, por sua vez, produz uma grande quantidade de muco e é a primeira barreira física contra a entrada de partículas e bactérias estranhas nos pulmões. Ao detectar a presença destes, ocorre uma reação alérgica caracterizada por aumento de muco e espirros, que ajudam a expelir bactérias do trato respiratório superior.

7. Infecções respiratórias e agudas

Várias doenças agudas do sistema respiratório causadas por vírus e bactérias que aparecem subitamente e cujos sintomas duram menos de 15 dias são agrupadas sob o termo *Infecção Respiratória Aguda (IRA)*.

A IRA é o tipo mais frequente de doença respiratória no planeta, e suas variantes incluem de resfriados leves a resfriados graves e pneumonia, entre outros.

Os vírus são a causa mais comum de infecções respiratórias e, além de afetar os pulmões e brônquios, também podem apresentar problemas no nível do ouvido (otite) e seios (sinusite).

No entanto, existem doenças bacterianas muito perigosas, como a tuberculose causada pelo Koch Bacillus, que pode causar a morte do paciente, devido a danos ao sistema respiratório e a outros órgãos.

De um modo geral, as infecções respiratórias mais comuns são resfriado comum, faringite e rinossinusite. O resfriado comum é caracterizado por congestão nasal, aumento do corrimento nasal, espirros e tosse, dor de cabeça e mal-estar.

A faringite é notável por uma dor de garganta, geralmente acompanhada de sintomas de manchas brancas e frias comuns ou caroços dolorosos na garganta e amígdalas. Sua causa pode ser viral ou bacteriana.

Por sua vez, a rinossinusite é uma infecção que afeta a mucosa dos seios paranasais e do nariz. Seus sintomas incluem dor facial, congestão nasal, febre e desconforto geral. Pode ser causado por vírus ou bactérias.

8. Vírus respiratórios mais comuns

Dados da Organização Mundial da Saúde indicam que existem mais de 150 vírus no mundo que podem causar doenças respiratórias de algum tipo.

No entanto, os mais comuns são os rinovírus, responsáveis pelo resfriado comum, além de influenza, parainfluenza, adenovírus e vírus sincicial respiratório (RSV).

O vírus influenza causa o que conhecemos como gripe, uma doença respiratória altamente contagiosa, com um período de incubação de 1 a 3 dias. Existem dois tipos de vírus influenza, A e B, que sofrem mutações periodicamente e, portanto, a maioria da população é vulnerável às novas cepas que aparecem. Seus sintomas aparecem de repente, com febre, calafrios, músculos e dores de cabeça e febre alta, além de secreção abundante de muco nasal.

O vírus da parainfluenza também é muito frequente, mas afeta principalmente os pulmões, causando inflamação dos brônquios e bronquíolos, além de alguns tipos de pneumonia. Seus sintomas iniciais parecem resfriados, com corrimento nasal e febre, mas também aparecem dor no peito e falta de ar.

Por sua vez, o vírus sincicial respiratório (VSR) causa infecções pulmonares e do trato respiratório. Afeta principalmente crianças pequenas e adultos mais velhos e seu primeiro sintoma é a tosse seca. Dependendo da idade e condição física, pode levar a uma falta de ar e febre muito alta.

Finalmente, temos os adenovírus, que causam infecções intestinais e respiratórias. Pode atacar durante todo o ano, mas os picos geralmente são registrados no inverno e no início do verão. Além de sintomas do tipo resfriado, causam dores de estômago, vômitos e diarréia que enfraquecem o paciente.

9. Superinfecções bacterianas

Em pacientes imunossuprimidos, como os afetados pela AIDS, idosos ou pacientes com doenças graves como o câncer, pode ser que apresentem infecções causadas por mais de um tipo de bactéria ao mesmo tempo.

Uma infecção viral também pode causar uma queda na capacidade do organismo de combater infecções bacterianas, abrindo portas para problemas pulmonares moderados a graves. É comum encontrar pacientes imunossuprimidos cujas culturas de amostras de pulmão mostram a presença simultânea das bactérias S. pneumoniae, M. catarrhalis e H. influenzae. Portanto, eles devem passar por tratamentos antibióticos de amplo espectro, que em muitos casos também podem ter efeitos colaterais nos rins e no fígado de pacientes de alto risco.

10. Complicações respiratórias superiores e inferiores

As complicações respiratórias superiores e inferiores mais comuns são bronquite, sinusite, laringite e otite.

A bronquite é uma infecção de origem bacteriana e viral, que geralmente se manifesta após uma gripe nos brônquios, causando sua inflamação e reduzindo a passagem de ar através deles. Isso causa dificuldade em respirar, bem como um aumento considerável na produção de muco pelo epitélio pulmonar.

Consequentemente, existe uma tosse com catarro muito forte, que pode durar entre 3 e 4 semanas, acompanhada de febre, dor de garganta, diarréia e dor de estômago. Se não for curado a tempo, pode levar a fibrose e danos permanentes aos pulmões.

Por seu lado, a faringite é a inflamação da faringe ou da garganta, causada por um resfriado, vírus influenza, mononucleose ou estreptococo. Causa dor ao engolir ou falar, comichão e garganta seca, inflamação das amígdalas e perda de voz. Se não for tratado adequadamente, pode se espalhar para o ouvido interno e seios, causando outros sintomas incômodos.

Laringite é a inflamação da laringe, o órgão onde as cordas vocais estão localizadas. É caracterizada por perda total ou parcial da voz, bem como inflamação das amígdalas. Pode ser causado por vírus, bactérias ou contaminantes. Uma de suas complicações mais perigosas é a epiglotite, na qual a epiglote se inflama e bloqueia a passagem de ar para os pulmões.

Finalmente, temos a pneumonia, que é a inflamação dos pulmões pela ação de vírus, bactérias ou fungos. Isso faz com que os alvéolos pulmonares se encham de líquido e pus, reduzindo a troca de dióxido de carbono e oxigênio entre o sangue e o ar ao respirar. Até 15% das mortes infantis em crianças com menos de 5 anos de idade em todo o mundo são causadas por pneumonia. Seus sintomas incluem tosse com catarro e sangue, dor no peito, febre alta e falta de ar.

Parte II. Virologia, Coronavírus e COVID-19

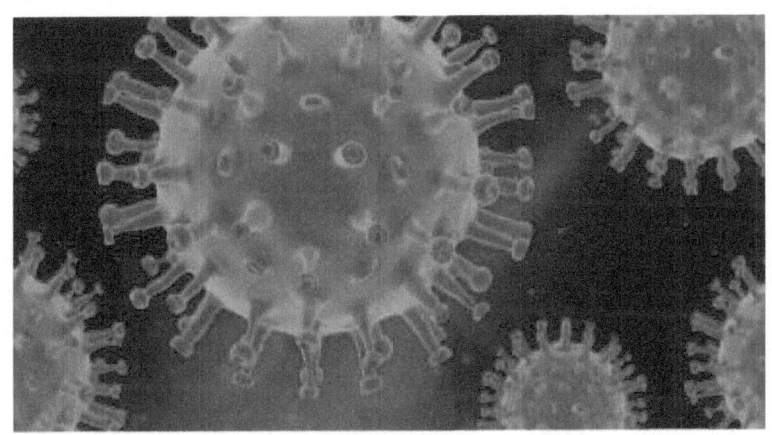

11. Tipos e características de vírus não respiratórios

Há um grande número de vírus que causam doenças orgânicas nos seres humanos, além das doenças respiratórias. Uma das mais comuns é a gastroenterite, que pode ser causada por diferentes tipos de vírus, como rotavírus, norovírus, astrovírus e adenovírus 40 e 41. A maioria dos vírus relacionados à gastroenterite é transmitida oralmente ou por contato com fezes de pacientes doentes.

Existem também 5 tipos de vírus que podem causar hepatite, uma doença que afeta o fígado. Cada um é identificado por uma letra (A, B, C, D e E) que se aplica ao tipo de hepatite que causa.

O citomegalovírus e o vírus Epstein-Barr também causam problemas no fígado, assim como o vírus da febre amarela.

Outros vírus que afetam outros órgãos que não os pulmões são o vírus Herpes Simplex (HSV), o vírus do papiloma humano (HPV) e os echovírus. Outras doenças não pulmonares muito comuns causadas por vírus são catapora, sarampo e rubéola.

12. Gripe e vírus mais agressivos à árvore respiratória

A gripe (tipo A e B), a gripe aviária A (H5N1 e H7N9) e o vírus Parainfluenza (tipo 1 a 4) estão entre as mais agressivas com o sistema respiratório humano. A eles se juntam rinovírus, vírus sincicial respiratório Ay B, adenovírus e metapneumovírus humano.

O mais conhecido e mais frequente é o vírus Influenza, que causa a gripe, e cujos sintomas são congestão nasal, tosse, febre alta, vômito e dor abdominal e diarréia. Também pode ser fatal se o indivíduo tiver condições especiais para outras doenças, for muito velho ou muito jovem.

Ao longo da história, ocorreram 6 pandemias causadas pelo vírus Influenza. Estes são:

- Gripe russa do ano 1889 (H2N2)
- Gripe antiga de Hong Kong do ano 1900 (H3N8)
- Gripe espanhola do ano de 1918 (H1N1)
- 1957 Influenza asiática (H2N2)
- Gripe de Hong Kong 1968 (H3N2)
- Gripe suína do ano 2009, (A-H1N1)

13. Coronavírus: tipos, forma e estrutura

O nome Coronavirus agrupa uma família grande e muito antiga de vírus RNA envolvidos. Os coronavírus têm um RNA de sentido positivo de fita simples ou fita simples. Esse RNA possui entre 27 a 31 kilonucleotídeos, tornando-os o maior vírus de RNA. Eles também têm um capsídeo proteico fosforilado que se liga ao genoma, formando uma hélice de ribonucleoproteína.

O ancestral comum dos coronavírus atuais foi rastreado até cerca de 10.000 anos atrás, mas é possível que esse tipo de vírus exista há milhões de anos. Seu nome "coroa" vem do fato de numerosos pontos se projetarem de sua superfície, o que lhe confere uma aparência de coroa. Essas dicas são usadas como ligantes pela fusão com as membranas das células invadidas. Sabe-se que doze tipos de coronavírus afetam humanos ou animais.

No entanto, apenas 7 deles têm a capacidade de causar doenças respiratórias em humanos, variando de resfriados simples a pneumonia muito grave. Desses sete tipos de coronavírus, os quatro seguintes estão relacionados à gripe comum:

- HcoV-229E.
- HcoV-OC43.
- HcoV-NL63.
- HcoV-HKU1.

Por sua vez, os três tipos a seguir de coronavírus causam doenças muito mais graves:

- SARS-CoV. Identificado em 2002 como causador da Síndrome Respiratória Aguda Grave (SARS).
- MERS-CoV. Identificado em 2012, está relacionado à Síndrome Respiratória do Oriente Médio (MERS).
- SARS-CoV-2. O mais recentemente descoberto e responsável pela doença de coronavírus de 2019 (COVID-19).

Vale ressaltar que os três tipos que afetam os seres humanos são patógenos zoonóticos, ou seja, eles passam de um hospedeiro animal para um hospedeiro humano.

14. Clasificación de los coronavirus

A família Coronaviridae inclui duas subfamílias e cinco gêneros de vírus RNA:

Subfamília de Orthocoronavirinae (Coronavirus)

Gênero de alfacoronavírus: Também chamado Grupo 1. Inclui variedades como coronavírus felino, coronavírus canino e coronavírus humano 229E NL63. Este gênero também inclui o coronavírus Miniopterus 1, Miniopterus HKU8, Rhinolophus HKU2 e Scotophilus 512, bem como o vírus da diarréia epidêmica suína e o coronavírus da gastroenterite transmissível.

Gênero Betacoronavírus: Também conhecido como coronavírus do grupo 2. Os mais importantes são OC43 e HKU1 (tipo A); SARS-CoV e SARS-CoV-2 (tipo B) e MERS-CoV (tipo C).

Gênero Gammacoronavírus. (Coronavírus do grupo 3).

Gênero Deltacoronavírus.

Subfamília de Letovirinae

Gênero Alphaletovírus

Os gêneros Alpha e Beta (A e B) estão relacionados à herança genética de morcegos. Por outro lado, os gêneros Gamma e Delta (G e D) provêm do grupo genético de aves e porcos.

15. Coronavírus transmitidos por animais

Os coronavírus da subfamília Orthocoronavirinae são patógenos zoonóticos, ou seja, estão intimamente ligados a animais selvagens ou de criação. Destes, eles passam para o ser humano através do consumo de sua carne ou contato com seus fluidos corporais.

Um exemplo de coronavírus transmitido por animais é o SARS-CoV, que causa a Síndrome Respiratória Aguda Grave (SARS), uma doença que pode terminar em insuficiência respiratória grave.

O primeiro caso de SARS-CoV foi relatado em 2002 na província de Guangdong, China. A partir daí, espalhou-se para mais de 30 países, com um total de 8.000 infectados e 774 mortes.

Os estudos indicaram que a principal fonte de SARS-CoV eram gatos de civeta, provavelmente infectados com picadas de morcego. Esses gatos foram caçados para venda nos mercados de animais vivos na China. O vírus passou de gatos para humanos através do consumo de sua carne.

Outro coronavírus de origem animal é o MERS-CoV, que causa a Síndrome Respiratória do Oriente Médio (MERS). Em 2012, o primeiro caso de MERS foi relatado na Arábia Saudita, mas considera-se que possivelmente tenha surgido pela primeira vez na Jordânia no início do ano.

Em 2019, ele já havia matado 850 vidas e adoecido 2.500 pessoas em várias partes do mundo, a maioria delas do Oriente Médio ou que haviam viajado para essa parte do mundo.

O reservatório original para o coronavírus MERS-CoV é considerado camelo, amplamente utilizado nesta parte do mundo como animais de carga e fontes de carne e leite.

Por sua vez, o novo coronavírus SARS-CoV-2, que causa a nova síndrome respiratória aguda grave COVID-19, se origina de morcegos-ferradura, uma espécie muito abundante na China e que é procurada para venda nos mercados daquele país. .

De fato, os primeiros casos de COVID-19 ocorreram em pessoas que visitaram ou compraram produtos no mercado atacadista de frutos do mar da cidade de Wuhan, onde são vendidos animais vivos, incluindo morcegos-ferradura.

16. Resistência em diferentes ambientes

O SARS-CoV-2 mostrou uma grande capacidade de sobreviver fora do corpo do hospedeiro humano ou animal. Ele pode permanecer ativo por 4 dias em superfícies de vidro e por cinco dias em objetos de papel ou papelão. Para objetos de couro e borracha, como luvas de inverno e aqueles usados por pessoal médico, ele pode sobreviver até 8 horas.

Vários estudos demonstraram que ele pode ser ativo por até 6 horas em tecidos naturais ou sintéticos e até 8 horas em superfícies de alumínio. Além disso, ele pode suportar temperaturas de até 38 graus Celsius, facilitando a propagação em climas quentes a um nível muito mais alto do que outros coronavírus conhecidos.

17. Diferenças entre COVID-19 e coronavírus anteriores

Embora a COVID-19 cause sintomas semelhantes ao SARS-CoV e MERS-CoV, os sintomas que ele causa e a forma como se espalha são ligeiramente diferentes dos dois últimos.

A COVID-19 é transmitido principalmente de pessoa para pessoa através de fluidos corporais, como saliva, mesmo a distâncias de 3 metros. Nisso, assemelha-se ao MERS-CoV e SARS-CoV, mas a COVID-19 tem maior resistência ao meio ambiente, incluindo alta temperatura. No entanto, sua alta capacidade de sobrevivência e poder de contágio é compensada por uma menor taxa de mortalidade.

Enquanto o número de infectados pela COVID-19 em todo o mundo atingiu 850.583 pessoas no final de março de 2020, o número de mortes atingiu apenas 41.654, o que equivale a uma taxa de mortalidade de 4,89%. a taxa de mortalidade de 35% do surto de MERS-CoV e 10% do surto de SARS-CoV.

18. Virulência de COVID-19

O SARS-CoV-2 tem uma capacidade de contágio maior do que qualquer outro coronavírus, como evidenciado pelo fato de que apenas 3 meses após o primeiro caso confirmado, mais de 850.000 pessoas foram infectadas em 190 países e territórios do planeta. Além disso, seu período de incubação é de 14 dias, o que aumenta a possibilidade de um paciente infectar outros antes de mostrar os sintomas.

Porém, em compensação, a COVID-19 tem uma taxa de mortalidade muito menor do que o MERS-CoV, SARS-CoV e Influenza. Um estudo publicado no final de março no The Lancet: Infectious Diseases, realizado por pesquisadores britânicos que analisaram dados de 70.117 casos diagnosticados na China, indicou que a taxa de mortalidade por COVID-19 é de apenas 0,66% . Este número leva em consideração que muitas infecções e mortes não são clinicamente confirmadas. Se apenas os casos clínicos confirmados forem levados em consideração, a taxa de mortalidade por COVID-19 aumentará para apenas 1,38%.

Por seu lado, o Centro de Controle e Prevenção de Doenças da China revelou que os estudos realizados em Wuhan indicaram que apenas 9,1% dos pacientes com COVID-19 apresentaram sintomas graves a graves, enquanto 80,9% apresentaram sintomas leves. ou mesmo permaneceu assintomático.

O fator decisivo na taxa de mortalidade é a idade do paciente, uma vez que a maioria das mortes corresponde a adultos acima de 60 anos com condições prévias como diabetes, hipertensão ou doenças imunossupressoras.

Entre os idosos falecidos, 8% estão na faixa de 60 a 80 anos, mas a partir dos 80 anos constituem 15% das mortes registradas em todo o mundo.

Algumas doenças também aumentam a taxa de mortalidade da COVID-19. Pacientes afetados por problemas cardiovasculares tiveram uma taxa de mortalidade de 10,5%. Entre os diabéticos, as mortes por COVID-19 representam 7,3% dos casos.

Da mesma forma, entre o grupo de pacientes com problemas respiratórios crônicos anteriores, a taxa de mortalidade por COVID-19 permaneceu em 6,3%.

19. Imunidade à COVID-19

Até o momento, não há casos conhecidos de pessoas curadas de COVID-19 que desenvolveram imunidade a esta doença. O que se sabe é que alguns pacientes na China, Alemanha, Japão e Itália que se recuperaram adoeceram novamente após serem infectados com novas cepas de SARS-CoV-2.

O primeiro caso de reinfecção por COVID-19 foi relatado no Japão, em um homem de 70 anos que foi diagnosticado com COVID-19 em 14 de fevereiro de 2020. Após ser hospitalizado em Tóquio, o homem se recuperou e recebeu alta. . Depois de alguns dias, porém, sentiu-se mal novamente e foi hospitalizado novamente. Os médicos descobriram que o SARS-CoV-2 estava presente novamente em seu corpo. Esse caso levou a uma crença dura de cientistas e pesquisadores de que ninguém poderia obter a COVID-19 duas vezes seguidas.

No final de março de 2020, o governo alemão anunciou que estudará 100.000 pessoas saudáveis que não adoeceram, apesar de serem expostas a pacientes com COVID-19. O objetivo é determinar se eles têm alguma imunidade natural que possa ser usada para desenvolver uma vacina COVID-19 ou medicamento preventivo.

China, Estados Unidos, Alemanha e Rússia estão trabalhando no desenvolvimento de vacinas contra a SARS-CoV-2, mas estima-se que nenhuma estará pronta e definitivamente aprovada para aplicação em massa à população antes de abril de 2021.

Enquanto isso, terapias medicamentosas são aplicadas para malária e outras doenças, que deram resultados positivos no alívio dos sintomas nos pacientes mais graves.

Parte III. Risco e transmissão entre seres humanos

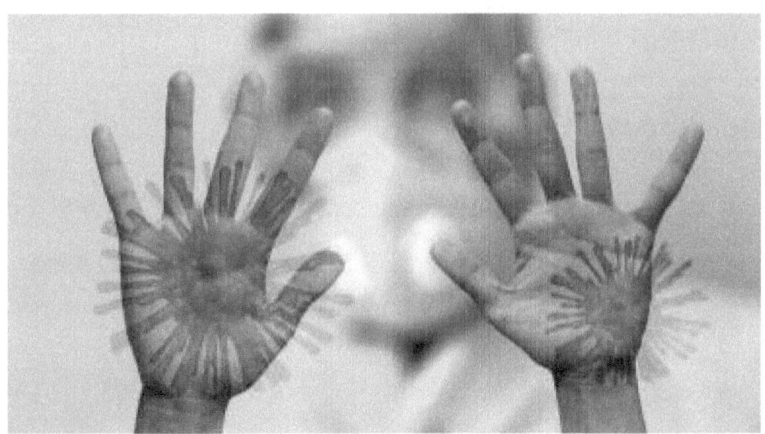

O surto de COVID-19 é semelhante aos surtos da Síndrome Respiratória Aguda Grave (SARS) de 2020 e da Síndrome Respiratória do Oriente Médio de 2012 (MERS).

O SARS e o MERS apareceram por transmissão zoonótica relacionada a morcegos, que infectou gatos civet (SARS) em Guangdong, China, bem como camelos na Arábia Saudita (MERS).

No caso da COVID-19, está relacionado ao consumo de carne de morcegos-ferradura na região de Hubei, na China.

20. Características epidemiológicas

Vários estudos realizados na China e na Europa durante os meses de fevereiro e março de 2020 produziram dados interessantes sobre as características epidemiológicas desse surto da COVID-19.

O período de incubação foi determinado em 3 a 7 dias e a recuperação do paciente pode levar 14 dias em casos leves e 3 a 6 semanas em casos graves e críticos. Pacientes muito jovens tendem a ser relativamente resistentes à infecção, com apenas 1% dos infectados com idades entre 10 a 19 anos e 0,9% infectados em idades inferiores a 10 anos.

Pelo contrário, pessoas com idades entre 30 e 79 anos constituem a maior parte dos casos positivos, com 87% de todos os infectados.

Por sua vez, as pessoas entre 20 e 29 anos têm uma taxa de infecção de 8%, enquanto naqueles com mais de 80 anos aumentam para 18%.

Além disso, foi determinado que 1% dos pacientes infectados não apresentavam sintomas durante todo o tipo de convalescença.

Outra característica da COVID-19 é que, apesar de altamente contagioso, 81% dos infectados apresentam apenas sintomas leves, como tosse seca, febre e cansaço geral, mas não desenvolvem pneumonia ou, em qualquer caso, apenas pneumonia leve.

Por outro lado, apenas 14% dos infectados apresentam quadro clínico grave, com sintomas de dispnéia, frequência respiratória maior ou igual a 30 inspirações por minuto e saturação de oxigênio no sangue menor ou igual a 93%.

Eles também podem apresentar pressão parcial de oxigênio arterial para fração de oxigênio inspirado menor que 300 ou infiltrado pulmonar maior que 50%, tudo em um período de apenas 24 a 48 horas após o aparecimento dos primeiros sintomas.

Da mesma forma, os pacientes com COVID-19 que atingem um estado crítico representam apenas 5% dos infectados.

Esses pacientes apresentam sintomas de insuficiência respiratória, choque séptico e / ou mau funcionamento ou falha total em múltiplos órgãos.

Quanto à taxa de mortalidade, é altamente influenciada pela idade do paciente. A pandemia de COVID-19 mostrou uma fatalidade de 2,3% na China e 1,9% no resto do mundo, mas esse número aumenta para 14,8% no caso de pacientes com idade igual ou superior a 80 anos. No caso de pacientes entre 70 e 79 anos, a taxa de mortalidade cai para 8,0%. Vale ressaltar também que a probabilidade de morte entre pacientes críticos é de 49,0%.

Além disso, a taxa de mortalidade aumenta consideravelmente quando o paciente sofre de uma condição comórbida pré-existente, independentemente da idade. Nesse sentido, entre os que morreram de COVID-19, verificou-se que 10,5% eram portadores de doenças cardiovasculares, 7,3% eram diabéticos e 6,3% eram portadores de doenças pulmonares crônicas. Por sua vez, os hipertensos representaram 6% de todos os casos fatais e os oncológicos 5,6%.

21. Rotas de transmissão mais comuns

A Organização Mundial da Saúde (OMS) informou que a transmissão mais frequente da COVID-19 entre pessoas é através de gotículas do nariz ou da boca, que são expelidas ao respirar, falar, tossir ou espirrar.

As gotículas nasais podem ser depositadas em pessoas ou objetos em um raio de 1 metro ao redor do paciente infectado. Para superfícies de vidro, o SARS-CoV-2 pode permanecer ativo por até 4 dias e até 8 horas em superfícies de metal, tecido, látex ou couro.

De acordo com estudos realizados em pacientes infectados, a maneira mais provável da COVID-19 entrar no corpo humano é através dos olhos, nariz e boca.

A infecção através dos olhos ocorre tanto pela contaminação da conjuntiva ocular com gotículas expelidas por uma pessoa infectada quanto pelo toque nas mãos após o contato com uma superfície contaminada.

22. Transmissão por gotas de ar

Em 27 de março de 2020, a OMS publicou um estudo que reitera que a principal forma de transmissão da COVID-19 de uma pessoa doente para uma pessoa saudável é por gotículas expelidas pelo nariz e pela boca e pelo contato com superfícies contaminadas.

Ao respirar ou tossir, essas gotículas podem se afastar 1 metro do paciente, atingindo a mucosa do nariz e da boca, bem como a conjuntiva dos olhos de qualquer pessoa próxima. Eles também podem cair em objetos e superfícies perto da pessoa infectada, onde a COVID-19 pode permanecer ativo de 6 horas aos 4 dias seguintes.

23. Transmissão por contato direto

Estudos realizados até o final de março de 2020 não encontraram evidências de que a COVID-19 seja transmitido por contato direto com a pele de um paciente infectado para um saudável. Além disso, parece haver um risco muito baixo de que o contato com as fezes de uma pessoa infectada favorece o contágio, mesmo que o coronavírus SARS-CoV-2 possa estar presente nelas. A OMS indicou que ainda não existem casos conhecidos de transmissão fecal-oral da COVID-19.

Portanto, a transmissão por gotículas que emanam do nariz e da boca e o contato com objetos e superfícies contaminados continuam sendo a principal forma oficialmente confirmada de contágio. Por esse motivo, a

OMS insiste na necessidade de a população lavar as mãos com frequência e evitar tocar nos olhos e no nariz.

24. Riscos para contatos mais próximos

O risco de infecção por coronavírus COVID-19 está diretamente relacionado ao nível de exposição. Os contatos próximos das pessoas infectadas enfrentam o maior risco de exposição, compartilhando roupas de cama, toalhas, pratos e talheres, móveis e outros objetos do cotidiano. Além disso, a exposição a emissões de gotículas nasais por tosse, respiração ou espirros. Isso inclui especialmente a família, casais e colegas de trabalho.

O pessoal médico que cuida dos pacientes com sintomas da COVID-19 também enfrenta um alto risco de transmissão, tornando obrigatório o uso de roupas de proteção, máscaras e luvas adequadamente certificadas para infecções de alto risco.

O fato de uma porcentagem dos infectados não apresentar sintomas dificulta a tomada de medidas a tempo de impedir a disseminação de seus seres mais próximos.

Além disso, os estudos até o momento não esclareceram quando uma pessoa infectada com COVID-19 se torna o foco de infecção para outras pessoas.

Por esse motivo, a OMS recomenda que parentes de qualquer pessoa que apresentem sintomas de SARS-CoV-2 sejam colocados sob observação imediata, mesmo antes de os resultados de suas análises serem recebidos.

Para aqueles que receberam alta e apresentam sintomas novamente, eles precisam ser isolados imediatamente antes que possam se tornar contagiosos novamente.

25. Observação médica para contatos por 14 dias

Pessoas próximas aos pacientes confirmados com COVID-19 devem ser mantidas sob observação médica por 14 dias, o tempo máximo necessário para os sintomas se manifestarem. No entanto, a ausência de sintomas não isenta a necessidade de exames laboratoriais, pois muitas pessoas doentes podem ser assintomáticas.

A observação médica deve, de preferência, ser realizada em uma situação de quarentena, na casa do paciente ou em um centro médico adequadamente preparado para receber esse tipo de paciente.

26. Corte da cadeia de transmissão

O isolamento social é decisivo no corte da cadeia de transmissão da COVID-19, pois permite que indivíduos saudáveis sejam mantidos afastados das emissões de secreções respiratórias dos pacientes infectados.

A desinfecção de superfícies e objetos próximos a pacientes com COVID-19 também é importante.

Seguindo o exemplo das autoridades chinesas, a OMS recomenda a desinfecção de espaços públicos, ruas e avenidas, além de móveis e objetos para uso diário usando desinfetantes à base de cloro, álcool a 75% e outros solventes lipídicos.

Possíveis objetos contaminados também podem ser desinfetados, irradiando-os com luz ultravioleta e calor superior a 56°C por pelo menos 30 minutos. Além disso, é importante cumprir as medidas de higiene individuais e coletivas para reduzir a possibilidade de contágio.

O primeiro é lavar as mãos várias vezes ao dia com água e sabão ou aplicar um gel à base de álcool. Uma distância de pelo menos 1 metro deve ser mantida entre pessoa e pessoa, especialmente se a outra pessoa tossir ou espirrar com frequência. Você também deve evitar tocar nos olhos, nariz e boca, principalmente depois de tocar em objetos ou superfícies na rua.

Ao espirrar ou tossir, a boca e o nariz devem ser cobertos com a parte interna do cotovelo e não com as mãos. Idealmente, use um tecido descartável que deva ser removido imediatamente. Se você tiver algum sintoma de febre, tosse e falta de ar, é melhor ficar em casa e informar os números de emergência se esses sintomas piorarem. As indicações e informações atualizadas oferecidas pelas autoridades sanitárias locais ou nacionais devem ser seguidas, tanto sobre o progresso da COVID-19 quanto sobre o que deve ser feito para protegê-lo.

27. Grupos de risco mais suscetíveis ao contágio

O pessoal da saúde é o grupo com maior risco de se infectar com a COVID-19, uma vez que ocupa o primeiro nível de atendimento para casos suspeitos.

Além disso, eles trabalham em espaços onde o acúmulo de pacientes infectados aumenta a probabilidade de superfícies e objetos contaminados. Por exemplo, em março de 2020, o governo espanhol registrou 5.600 médicos e profissionais de saúde infectados com COVID-19.

Em segundo lugar, estão as pessoas que trabalham em empresas que atendem a grande parte do público, como funcionários de lojas, supermercados, cinemas e locais de recreação coletiva.

Por sua vez, pesquisadores do Centro de Medicina Baseada em Evidências e do Hospital Zhongnan da Universidade de Wuhan descobriram que entre os pacientes que morreram da COVID-19, 42% tinham sangue tipo A.

Por sua vez, eles descobriram que apenas 25% dos mortos tinham sangue tipo O, o que sugere uma relação entre o tipo sanguíneo e a vulnerabilidade ao contágio da pessoa.

A idade também influencia a vulnerabilidade ao contágio. Bebês e crianças com menos de 10 anos parecem ser altamente resistentes ao contágio, enquanto adultos com mais de 60 anos são altamente vulneráveis.

No entanto, esta doença pode atacar qualquer pessoa e, dadas as condições de cada pessoa, pode ser fatal.

Parte IV. Casos, clínica e possíveis complicações

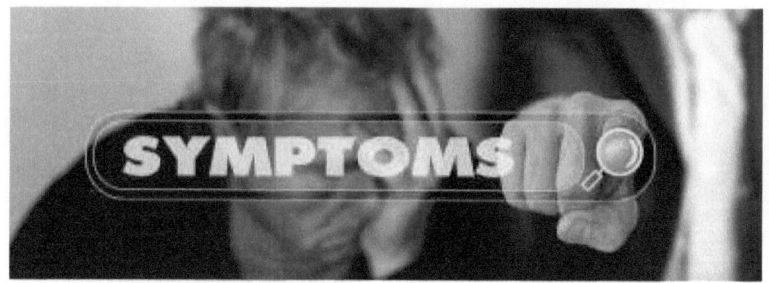

28. Casos subclínicos

Os casos subclínicos da COVID-19 referem-se a pacientes que foram infectados com o coronavírus SARS-CoV-2, mas ainda não apresentam sintomas. Esse grupo é objeto de atenção especial dos pesquisadores, uma vez que ainda é desconhecido em que momento da infecção inicial, um paciente infectado assintomático pode se tornar contagioso.

O vírus SARS-CoV-2 tem um período médio de incubação de 5 dias, mas menos de 2,5% das pessoas apresentam sintomas nas primeiras 60 horas a partir do momento da exposição.

Na grande maioria dos casos, os sintomas da COVID-19 aparecem 12 a 14 dias após a infecção inicial e, em alguns casos, nunca haverá sintomas, mesmo que a pessoa tenha uma carga viral alta no sangue. Também é possível que os sintomas apareçam após o período de quarentena de duas semanas que se aplica à maioria dos casos suspeitos.

Isso representa um grande desafio para os responsáveis pelo controle da pandemia da COVID-19, conforme indicado por um estudo publicado nos Annals of Internal Medicine. De acordo com o estudo, 101 de 10.000 casos só apresentarão sintomas após sair da vigilância ativa de 14 dias.

29. Casos suspeitos

Como o surto inicial da COVID-19 se intensificou na cidade de Wuhan, China, em janeiro de 2020, o Hospital Zhongnan daquela cidade recomendou que qualquer pessoa que visitasse a cidade após 15 de dezembro fosse classificada como um "caso suspeito". No entanto, em poucas semanas o surto se espalhou por toda a China e de lá para o resto do mundo.

Portanto, qualquer pessoa que viajou para uma área onde foram relatados casos da COVID-19 ou que teve contato direto com alguém dele passou a ser considerada um "caso suspeito".

Posteriormente, dado o aumento de infecções comunitárias em um grande número de países, essa qualificação começou a ser aplicada a qualquer pessoa que apresentasse um ou mais dos sintomas iniciais da COVID-19, como febre, fadiga física, tosse seca e dor de garganta.

30. Casos confirmados

Em 3 de abril de 2020, apenas um mês e meio após a declaração da pandemia da COVID-19, a OMS informou que o número de pessoas infectadas por esse vírus no mundo era de 971.591 pessoas.

Além disso, o número de mortes naquele dia atingiu 75.853 e o número de pacientes recuperados aumentou para 50.311. Esses números correspondiam às informações fornecidas pelos órgãos de saúde das diferentes nações, mas não era necessariamente o número real de pessoas infectadas.

O principal problema na obtenção de números confiáveis de infecções, mortes e recuperações é que muitos países não possuem sistemas de detecção precoce da COVID-19 que podem ser aplicados a 100% da população..

Além disso, em cada país, diferentes critérios são aplicados para medir as taxas de mortalidade por doenças. Por exemplo, o governo chinês foi acusado no momento de ocultar o número real de infectados e falecidos no surto inicial na cidade de Wuhan.

Na Alemanha e nos países nórdicos, por exemplo, muitas mortes iniciais por COVID-19 foram registradas como causadas por outras condições subjacentes, como doença cardíaca coronária, insuficiência respiratória aguda, pneumonia, sepse e insuficiência renal. Isso foi particularmente evidente no caso de adultos mais velhos.

Outro caso foi o do Equador, onde um aumento notável nas mortes de idosos foi relatado na região de Guayas. Eles morreram em suas casas após apresentarem sintomas respiratórios evidentes e sem receber ajuda de entidades de saúde ou serem examinados posteriormente para verificar se a causa da morte era SARS-CoV-2.

Embora o Equador tenha relatado oficialmente naquele momento um total de 120 vítimas da COVID-19, as estimativas dos sindicatos médicos equatorianos são de que o número real foi próximo de 450 mortes.

Isso levou a OMS a solicitar aos governos um acompanhamento mais rigoroso dos casos suspeitos e a aplicação de políticas que garantam o atendimento à população, especialmente nos setores sociais mais vulneráveis.

31. Sintomas mais comuns da doença

A doença da COVID-19 apresenta sintomas relativamente leves em comparação com a gripe, a SARS e a MERS. Em muitos casos, mesmo nenhum sintoma é manifestado.

As pessoas infectadas manifestam os primeiros sintomas dentro de 2 a 5 dias após a exposição e, em alguns casos, 14 dias ou mais.

De acordo com estatísticas coletadas na China durante o mês de fevereiro de 2020, com base na análise de 55.924 casos confirmados da COVID-19, os sintomas mais comuns e a porcentagem com que eles se manifestam são:

- Febre recorrente igual ou superior a 38°C (87,9% dos casos)
- Tosse seca (67,7%)
- Cansaço físico ou fadiga (38,1%)
- Por seu lado, em casos moderados a graves, sintomas como:
- Dispnéia ou falta de ar (18,6%)
- Dor muscular e articular (14,8%)
- Dor de garganta (13,9%)
- Dor de cabeça (13,6%)

- Calafrios (11,4%)

Em alguns casos, vômitos (5%) e diarréia (3,7%) ocorrem mesmo antes dos sintomas acima aparecerem.

Um sintoma frequentemente relatado, mesmo em pacientes assintomáticos, é a súbita perda dos sentidos do paladar e do olfato.

32. Sinais clínicos a procurar

Ao avaliar uma pessoa suspeita de estar infectada com COVID-19, deve-se buscar a presença de sinais clínicos como febre recorrente ou persistente igual ou superior a 38°C, fadiga permanente, fadiga permanente, baixa contagem de glóbulos brancos e baixo nível de células T (linfopenia).

Também é importante avaliar a presença de pneumonia ou alguma forma de dispnéia causada pelo acúmulo de escarro nos pulmões.

33. Testes de laboratorio mais importantes

Além da identificação precoce dos sintomas em pessoas com suspeita da COVID-19, existem vários testes recomendados pela OMS e por centros de pesquisa na China e na Europa.

Um deles é o exame de sangue para determinar se os níveis de leucócitos e células T no sangue diminuíram, uma vez que, ao contrário de outras infecções, a COVID-19 causa perda da capacidade de resposta do sistema imunológico.

Os exames radiológicos dos pulmões do paciente também são importantes para determinar a presença de pneumonia e / ou obstrução dos brônquios devido ao acúmulo excessivo de escarro.

A OMS emitiu alguns protocolos para o diagnóstico rápido da COVID-19. Um deles, aplicado no Japão, é o teste quantitativo de reação em cadeia da polimerase e reação (RT-PCR) em tempo real. Este teste é realizado em amostras colhidas no trato respiratório superior ou no sangue do paciente e pode resultar em algumas horas.

Outro teste rápido para detectar COVID-19 baseia-se na detecção de anticorpos IgG e IgM contra SARS-CoV-2, presentes em amostras de sangue, plasma ou soro sanguíneo.

Este método foi desenvolvido na China e pode fornecer resultados em apenas 15 minutos.

Em 14 de março de 2020, o Presidente dos Estados Unidos, Donald Trump, anunciou que a empresa Roche havia desenvolvido um novo sistema de análise baseado na detecção qualitativa de SARS-CoV-2 em amostras colhidas da mucosa nasofaríngea e orofaríngea de pacientes suspeitos. . Esse teste, conforme relatado, pode fornecer um resultado definitivo em apenas 3 horas e meia.

34. Radiografias e tomografia de tórax

Radiografias e tomografias de tórax são ferramentas determinantes para o diagnóstico precoce da COVID-19 em pacientes afetados por pneumonia e outros sintomas suspeitos de estarem infectados com SARS-CoV-2.

Em 12 de março de 2020, a Sociedade Radiológica da América do Norte divulgou as primeiras imagens de um estudo de raio-X dos pulmões de uma fatalidade por COVID-19.

As imagens mostravam os pulmões da vítima, um homem de 44 anos, 70% cheio de material mucoso.

Destacou-se a presença de grandes manchas brancas denominadas "opacidades em vidro fosco", cobrindo a área inferior de ambos os pulmões. Essas opacidades se assemelham àquelas observadas em pacientes com SARS-CoV e MERS-CoV que desenvolveram sintomas graves de pneumonia.

Por outro lado, a tomografia computadorizada de outros pacientes que morreram da COVID-19 mostrou que esta doença causa enchimento parcial dos alvéolos e brônquios com uma grande quantidade de fleuma, causando insuficiência respiratória grave.

A economografia também tem sido muito valiosa na avaliação pulmonar de pacientes em centros de saúde onde não há tomografia computadorizada ou equipamento de raios X suficiente.

Atualmente, e como já existem testes rápidos para confirmar a presença da COVID-19, essas técnicas radiológicas e de ultrassom são utilizadas principalmente na avaliação clínica dos danos sofridos pelos pulmões dos pacientes.

35. Complicações leves

A doença da COVID-19 está associada a infecções graves nos pulmões, que podem afetar qualquer paciente, independentemente da idade ou condições físicas anteriores.

No entanto, mais de 80% dos pacientes apresentam apenas sintomas leves ou moderados.

As complicações mais comuns estão relacionadas ao comprometimento da função pulmonar devido a pneumonia leve.

Além disso, o fluxo de ar é reduzido devido à presença de fleuma nos brônquios e bronquíolos, o que reduz o nível de oxigenação do sangue.

Em casos leves, as complicações da COVID-19 são:

- Dificuldade em respirar e / ou falta de ar
- Dor no peito e constante sensação de pressão no peito
- Confusão mental e / ou dificuldades em acordar do sono

- Aparência de um tom azulado nas unhas, lábios e rosto

Em termos gerais, na maioria dos casos, as complicações da COVID-19 são as mesmas da gripe ou gripe e as pessoas recuperadas da infecção não apresentam sequelas importantes.

36. Complicações graves

No caso de pessoas com mais de 60 anos, a COVID-19 pode causar complicações sérias que podem levar à morte.

Isso também ocorre com pacientes de qualquer idade que tenham condições subjacentes anteriores, como pressão alta, diabetes, doença renal crônica, câncer e doenças respiratórias crônicas, entre outros.

Pessoas em tratamento contra o câncer e aquelas com Síndrome da Imunodeficiência Adquirida (AIDS) são especialmente suscetíveis ao desenvolvimento de complicações sérias porque seu sistema imunológico está enfraquecido.

Como a OMS relatou, 15% das pessoas infectadas com COVID-19 apresentarão uma condição séria, enquanto 5% desenvolverão complicações críticas que as forçarão a serem submetidas a terapia intensiva. Desse grupo, pouco mais de 50% pode morrer dos danos sistêmicos causados por esta doença.

Algumas das graves complicações dos pacientes com COVID-19 são:

Pneumonia pulmonar bilateral de diferentes graus, com presença de opacidade em vidro fosco nas imagens radiográficas e na tomografia.

Síndrome de insuficiência respiratória aguda devido à obstrução das vias aéreas devido à produção de fleuma espessa abundante e inflamação da membrana pleural.

Insuficiência ou falha na função de um ou mais órgãos, como rins, fígado, cérebro e coração.

Outra possível complicação grave da COVID-19 é o aparecimento de um quadro de pneumonia bacteriana, promovida pela queda nas defesas do corpo devido à ação do coronavírus SARS-CoV-2 no sistema imunológico.

Em casos muito graves, pode ocorrer choque séptico devido à falha da função dos principais órgãos combinada com infecções secundárias nos pulmões e intestinos. Esse choque séptico pode se apresentar simultaneamente à Síndrome da Insuficiência Respiratória Aguda, que coloca o paciente em uma situação de extremo perigo.

37. Outras Complicações

Algumas complicações raras da COVID-19 são o aparecimento de hemoptise ou a presença de sangue no escarro pulmonar. Essa complicação foi registrada apenas em 0,9% dos pacientes, mas na maioria das vezes o sangue provém da área faríngea, severamente irritado pela tosse.

Outras complicações menores são a diarréia, que ocorre em 3,7% dos infectados, e o vômito, que afeta 5% dos pacientes. Essas complicações, embora não fatais, podem afetar o humor do paciente e causar desidratação e desnutrição moderada a grave, se não forem tratadas a tempo.

Em 0,8% dos casos, um forte quadro de irritação ocular também pode ocorrer, especialmente nos estágios iniciais da doença. Esse sintoma geralmente acompanha congestão nasal e dor de garganta que afetam muitos pacientes.

Parte V. Pneumonia adquirida na comunidade

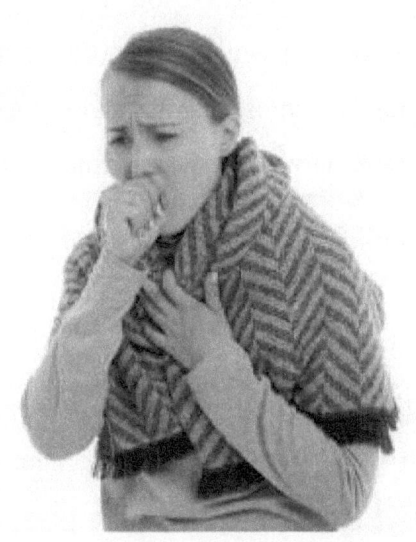

A pneumonia pode ser causada por vários tipos de germes, mas os mais comuns são vírus, fungos e bactérias no ar.

Clinicamente, a pneumonia é classificada com base no tipo de patógeno que a causa.

38. Conceitos

Pneumonia é uma imagem do sistema respiratório caracterizada pela presença de inflamação dos sacos aéreos de um ou de ambos os pulmões, causada por uma infecção ou pela ação de um agente externo. Esses sacos aéreos, ou alvéolos, podem ser preenchidos com material líquido ou purulento como resultado da resposta inflamatória do corpo e da ativação das células responsáveis pelo combate ao patógeno.

A pneumonia geralmente é acompanhada de sintomas como dor e falta de ar, febre, calafrios e tosse acompanhados de catarro abundante. A pneumonia é classificada por causa, que pode ser um agente bacteriano, vírus, fungos ou a entrada de uma substância ou corpo estranho nos pulmões.

Embora seja comum que pacientes hospitalizados desenvolvam pneumonia como consequência de seus sintomas clínicos, a maioria dos casos relatados no mundo corresponde a pneumonia adquirida na comunidade.

Por definição, são aquelas infecções respiratórias adquiridas no ambiente em que o paciente vive e trabalha.

39. Diferença com pneumonia nosocomial

É importante diferenciar pneumonia adquirida na comunidade e pneumonia nosocomial. O contágio que causa pneumonia nosocomial (NN) ocorre durante a estadia em um centro de atendimento ou hospital e se manifesta entre 48 a 72 horas após a alta do paciente.

O principal perigo da pneumonia hospitalar é que ela é causada pela ação de cepas bacterianas que desenvolveram resistência à maioria dos antibióticos ao passar de um indivíduo doente para outro em um ciclo repetido várias vezes.

As pessoas afetadas pelo sistema imunológico devido a doenças, lesões ou medicamentos e que recebem respiração assistida por longos períodos de tempo têm maior probabilidade de contrair pneumonia nosocomial. Essa condição também é válida para pacientes em diálise, bem como para profissionais de saúde que passam longas horas nesses centros de saúde.

Por sua vez, a pneumonia adquirida na comunidade geralmente se deve à ação de bactérias ou vírus presentes no ambiente, que nem sempre desenvolveram resistência aos antibióticos modernos. O aparecimento do surto geralmente está relacionado à disseminação prévia da gripe ou influenza entre pessoas saudáveis e doentes que compartilham o mesmo ambiente.

40. Critérios diagnósticos

O diagnóstico de pneumonia baseia-se principalmente na presença de sintomas como febre alta, tosse e dor no peito ou dor pleurítica.

Imagens de raios-X mostram grandes manchas brancas nos lobos de um ou ambos os pulmões, bem como possíveis sinais de derrame pleural. Uma imagem de pneumonia também pode ser determinada pelos valores de oxigênio no sangue e leucócitos.

Nos casos em que há suspeita de pneumonia bacteriana, culturas de escarro ou muco podem ser realizadas para identificar o patógeno e determinar o antibiótico a ser usado. Hoje existem exames de urina para detectar antígenos pneumocócicos e legionella.

Em casos graves, uma punção pulmonar pode ser realizada para liberar o líquido acumulado na parede pleural e podem ser coletadas amostras, bem como uma broncoscopia para amostrar muco do trato respiratório inferior.

41. Bactérias patogênicas causais

Nos Estados Unidos, a causa mais comum de pneumonia adquirida na comunidade é a infecção pela bactéria *Streptococcus pneumoniae.*

Esse tipo de infecção geralmente ocorre em pacientes que tiveram um resfriado ou gripe grave, pois seu sistema imunológico está temporariamente enfraquecido. No entanto, também pode ocorrer sem a ocorrência de uma condição respiratória anterior.

A pneumonia bacteriana pode afetar um ou ambos os pulmões. Também pode ocorrer apenas em um lobo do pulmão ou em todo o órgão.

Os pacientes com HIV / AIDS geralmente contraem pneumonia pela ação da bactéria *Pneumocystis.*

Um segundo tipo de pneumonia bacteriana é causado pelo *Mycoplasma pneumoniae*. Essa condição médica é freqüentemente chamada de pneumonia errante, pois seus sintomas são mais leves que os causados pela infecção por Streptococcus pneumoniae.

Por esse motivo, muitos pacientes não precisam de descanso ou cuidados hospitalares e podem se recuperar em alguns dias. Embora não sejam bactérias, os fungos são uma das causas mais frequentes de origem patogênica da pneumonia.

Esses fungos estão presentes em solos de jardins e campos, ou em áreas onde são depositadas grandes quantidades de fezes de pássaros. Eles são mais abundantes em regiões de clima quente e úmido. Quanto mais fungos uma pessoa inala nesses ambientes, maior a probabilidade de desenvolver pneumonia.

42. Fatores de risco e prevenção

A pneumonia pode atacar qualquer indivíduo, independentemente da idade ou sexo. No entanto, crianças menores de 2 anos e adultos acima de 65 anos são os grupos sociais mais propensos a sofrer dessa condição. Além da idade, existem fatores de risco que podem aumentar a possibilidade de pneumonia.

Isso inclui o seguinte:

- Ter doença pulmonar obstrutiva crônica (DPOC) ou asma.
- Sofrendo de doença cardíaca.
- Estar internado por um longo período em uma unidade de terapia intensiva, principalmente se estiver recebendo respiração assistida por ventilador.
- Ser fumante crônico ou exposto à fumaça de cigarro por muitas horas por dia (fumante passivo).
- Ter uma doença auto-imune ou que enfraquece o sistema imunológico.

As pessoas afetadas pela *fibrose cística* podem desenvolver pneumonia freqüentemente devido ao acúmulo contínuo de líquido nos pulmões, o que, entre outras coisas, favorece o crescimento de bactérias que entram nas vias aéreas superiores.

As pessoas afetadas pelo *HIV / AIDS*, bem como os pacientes transplantados de pulmão, rim ou fígado, que têm sistemas imunológicos fracos devido a doenças e consumo de medicamentos anti-rejeição, respectivamente, também são particularmente vulneráveis à pneumonia.

Pacientes com *câncer* submetidos a radioterapia e quimioterapia também são considerados de alto risco para pneumonia, bem como aqueles que sofrem de doenças inflamatórias que exigem o uso de esteróides por um longo período de tempo.

O hábito de fumar é um fator que favorece o aparecimento de pneumonia recursiva, uma vez que os produtos químicos presentes no cigarro danificam o epitélio pulmonar, onde as barbas ou cílios que varrem as partículas de poeira e as células mortas estão localizadas fora dos pulmões.

A melhor prevenção que pode ser feita contra a pneumonia é a mesma aplicada a qualquer outra doença transmitida por bactérias ou vírus. Isso inclui lavar as mãos várias vezes ao dia com água e sabão ou uma solução à base de álcool.

Isso deve ser feito especialmente se você tiver contato com superfícies tocadas por um grande número de pessoas, como mesas de restaurante, bares, portas, etc.

As pessoas que apresentam sintomas de tosse fria ou grave também devem evitar um aperto de mão. Nesse caso, é aconselhável manter uma distância mínima de um metro com a pessoa que apresenta sintomas respiratórios, por menores que sejam.

43. Pneumonías virais

Alguns dos vírus responsáveis pela gripe podem causar pneumonia, especialmente em crianças com menos de 5 anos e adultos com mais de 65 anos. Isso ocorre porque seus organismos têm menos capacidade de combater a ação dos vírus, o que aumenta a possibilidade de afetar os pulmões.

A pneumonia viral pode ser causada por um dos seguintes vírus:

- Vírus da gripe
- Vírus parainfluenza
- Vírus sincicial respiratório (RSV)
- Adenovírus
- Vírus do sarampo

Além disso, os pacientes que mais frequentemente desenvolvem pneumonia viral são:

- Bebês prematuros

- Bebês com menos de 10 anos de idade com problemas pulmonares ou cardíacos
- Pessoas infectadas com HIV / AIDS
- Pacientes com câncer submetidos a quimioterapia, radioterapia ou medicamentos que afetam o sistema imunológico.
- Pessoas que foram submetidas a um transplante de órgão e tomam medicamentos anti-rejeição.

De um modo geral, as pneumonias causadas por vírus apresentam sintomas leves a moderados e apenas em alguns casos levam a casos graves que colocam em risco a vida do paciente.

44. Pneumonías por COVID-19

Apesar de ter uma capacidade de contágio muito maior do que outras doenças causadas pelo coronavírus, a doença da COVID-19 geralmente apresenta sintomas leves. Na maioria dos casos, os infectados têm apenas tosse seca, dor de garganta, falta de ar e febre de 38°C.

Somente em casos moderados ou graves desenvolve um quadro de pneumonia. Nesses casos, as chances de morte aumentam muito se o paciente for idoso ou sofrer de outra doença subjacente.

A pneumonia por COVID-19 é caracterizada por um acúmulo excessivo de líquido e fleuma nos pulmões, o que praticamente reduz sua capacidade de oxigenar o sangue para menos de 30%.

Imagens de raios-X e tomografias computadorizadas de pacientes com COVID-19 com pneumonia mostram grandes áreas opacas chamadas "opacidade em vidro fosco", indicando obstrução grave de alvéolos, bronquíolos e brônquios.

45. Diferenças de outra pneumonia

A pneumonia causada pela doença da COVID-19 representa um risco sério para a vida do paciente se não for tratada a tempo. Mais de 50% das mortes registradas na cidade chinesa de Wuhan durante os primeiros 60 dias do surto da COVID-19 corresponderam a adultos mais velhos que desenvolveram sintomas graves de pneumonia.

Por seu lado, pessoas que não sofriam de pneumonia se recuperaram em cerca de duas semanas em quase 80% dos casos e nenhuma sequela importante foi observada. Isso contrasta com outras pneumonias induzidas por coronavírus, como o MERS-CoV 2012 e o SARS-CoV 2002, onde houve uma menor taxa de infecção, mas uma mortalidade muito maior.

Nos dois surtos, 75% dos infectados desenvolveram pneumonia viral e as pessoas recuperadas sofreram sequelas que incluíram a perda permanente de até 30% de sua capacidade respiratória devido a danos nos tecidos pulmonares.

46. Síndrome respiratória aguda grave

A síndrome respiratória aguda grave (SARS) é uma doença do sistema respiratório causada pelo coronavírus SARS-CoV-2, além de outras doenças infecciosas ou não infecciosas.

Sendo a complicação final da doença, COVID-19 é contagioso e pode ser fatal. Foi recentemente descrito na

China em 2002 e se espalhou por vários países através de viajantes infectados, no surto da epidemia de SARS-CoV-1.

Esta doença apresenta sintomas semelhantes aos da gripe, incluindo tosse seca, falta de ar, febre de 38ºC e calafrios, dores musculares, dor de cabeça e, às vezes, vômitos e diarréia.

Graças ao esforço internacional, o surto pôde ser contido e, desde 2004, não houve novos casos de SARS por SARS-Cov-1 no mundo.

47. Sepse respiratória e choque séptico

Os pacientes afetados por pneumonia, como no caso da COVID-19, SARS e MERS, podem desenvolver um processo infeccioso grave que, por sua vez, causa uma reação defensiva extrema do organismo.

A produção de leucócitos e catarro é aumentada para tentar expulsar agentes infecciosos dos pulmões e estes se enchem de líquido como resposta alérgica à infecção.

Essas condições podem favorecer o desenvolvimento de sepse respiratória, devido à proliferação de bactérias oportunistas no ambiente quente e úmido dos pulmões. Por sua vez, a infecção pode passar para o sangue do paciente e afetar órgãos como coração, fígado, intestino e rins.

O organismo entra em estado de choque séptico devido ao acúmulo de toxinas produzidas por bactérias e vírus, além da falha dos rins e do fígado, responsável pela filtragem do sangue.

48. Complicações extras respiratórias

Pessoas afetadas por pneumonia podem desenvolver complicações que afetam a função de outros órgãos que não os pulmões.

O mais comum na pneumonia grave é a bacteremia, que ocorre quando bactérias que infectam os pulmões entram na corrente sanguínea e se espalham para outros órgãos.

A bacteremia pode causar um quadro de falência e sepse de órgãos que podem ser fatais em crianças e idosos.

49. Insuficiência de múltiplos órgãos

Como mencionado acima, a pneumonia em seu estágio mais grave pode levar à bacteremia, que é a disseminação da infecção pulmonar no sangue e daí para órgãos como fígado, coração, cérebro, rins e intestino.

Uma infecção não controlada pode causar falha de um ou mais desses órgãos, o que, por sua vez, aumenta o acúmulo de toxinas e resíduos metabólicos no organismo. A insuficiência renal é uma das primeiras consequências da pneumonia grave, seguida pela insuficiência hepática.

Além disso, muitos antibióticos usados no combate à pneumonia bacteriana podem ter efeitos prejudiciais no fígado e nos rins e contribuir para o seu fracasso a curto e médio prazo.

50. Alta médica por pneumonia

Pacientes com pneumonia recebem alta quando o processo inflamatório nos pulmões cessa e exames clínicos indicam que a infecção diminuiu após o tratamento com antibióticos e repouso.

No entanto, isso não significa que o paciente estará completamente saudável, pois existem vários sintomas e sequelas que requerem mais tempo para desaparecer.

A tosse associada à pneumonia geralmente leva de 1 a 2 semanas para melhorar completamente. O apetite e o sono podem ser afetados por até uma semana após a diminuição dos sintomas da pneumonia.

Além disso, a dor muscular e a sensação de cansaço físico podem durar até um mês após a alta do paciente com pneumonia.

Na maioria dos casos, os médicos dão aos pacientes um descanso de 30 dias para promover sua recuperação total de tal condição.

Parte VI Alto risco de mortalidade

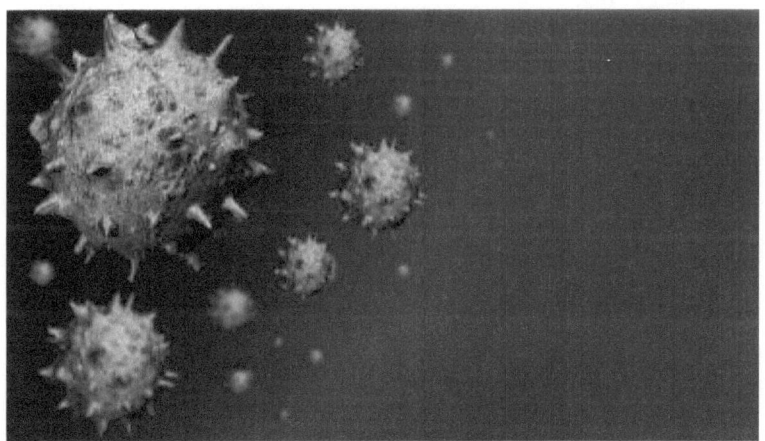

51. Doenças cardiovasculares

Um estudo publicado pelo American College of Cardiology observou que pacientes com doenças cardiovasculares que contraem COVID-19 têm uma taxa de mortalidade de 10,5%. Isso corresponde a observações feitas em surtos anteriores de doenças por coronavírus, onde foi constatado que os pacientes mais graves também tendiam a apresentar lesões ou problemas cardiovasculares.

Além disso, pacientes sem problemas cardíacos anteriores desenvolveram esse tipo de doença quando seus sintomas atingiram um nível crítico, no qual precisavam de cuidados intensivos.

Entre as complicações que podem afetar pacientes graves com COVID-19 estão arritmias, síndromes coronárias agudas e o aparecimento ou exacerbação de insuficiência cardíaca.

A COVID-19 causa um processo de vasculite, ou inflamação dos vasos sanguíneos, além de uma inflamação da camada média do músculo cardíaco, chamada miocardite.

Dados obtidos de casos clínicos da COVID-19 em Wuhan, China, e também nos Estados Unidos, indicam que pessoas com mais de 65 anos de idade com hipertensão ou doença cardíaca coronária têm maior probabilidade de contrair a doença SARS-CoV-2 e desenvolver sintomas graves.

Estudos globais indicam uma relação entre os níveis de troponina T (TnT) e a taxa de mortalidade de pacientes cardíacos infectados com COVID-19. Quanto maior o nível de TnT, maior a probabilidade de desenvolver um quadro crítico e até morrer da COVID-19.

52. Idosos

A taxa de mortalidade da COVID-19 é relativamente baixa em comparação com outras doenças anteriores do coronavírus, como SARS (2002) e MERS (2012).

Globalmente, até março de 2020, apenas 0,66% dos infectados entre as idades de 20 e 40 anos morreram de complicações derivadas da COVID-19. No entanto, na China, já havia sido detectado que esse percentual aumentou dramaticamente na faixa de 70 a 78 anos, onde a mortalidade subiu para 8%.

Por sua vez, entre os pacientes com mais de 80 anos, a taxa de mortalidade subiu para 14,8%.

Além disso, verificou-se que metade dos casos fatais correspondia a adultos acima de 60 anos, muitos dos quais sofriam de outras condições anteriores, como diabetes, hipertensão, câncer ou deficiências renais ou hepáticas.

Estudos realizados no âmbito do avanço da pandemia na Europa e nos Estados Unidos confirmaram que os idosos são mais suscetíveis ao desenvolvimento de sintomas graves ou à morte.

53. Tabagismo

Estudos preliminares indicam que fumantes ativos e passivos têm maior risco de complicações se estiverem infectados com COVID-19 do que outros pacientes respiratórios, como asmáticos.

Especialistas de todo o mundo concordam que o tabaco produz uma reação no tecido pulmonar que favorece o mecanismo de ligação do coronavírus SARS-CoV-2 às células dos pulmões e, portanto, aumenta a velocidade do contágio.

Cinco estudos conduzidos por universidades chinesas durante janeiro e fevereiro de 2020 descobriram que, assim como a gripe ou gripe, os fumantes têm duas vezes mais chances de contrair COVID-19 do que os não fumantes da mesma idade.

Uma das razões é que fumar causa danos permanentes ao epitélio pulmonar, responsável por proteger os pulmões de infecções, além de expulsar poeira, bactérias e células mortas.

Além disso, verificou-se que o coronavírus SARS-CoV-2 sobrevive por até 3 horas em superfícies como cobre e papelão, bem como suspenso em microdrotas de aerossóis, fumaça de tabaco e novos cigarros eletrônicos.

Isso implica que um fumante infectado com COVID-19 pode infectar qualquer pessoa próxima que respire a fumaça expirada, que carregará o vírus ativo.

A análise estatística de milhares de pacientes com COVID-19 em Wuhan e outras cidades chinesas indicou que pacientes fumantes desenvolveram sintomas graves a graves com mais freqüência do que os não fumantes.

Além disso, os fumantes também foram o grupo que mais necessitou de respiração assistida e terapia intensiva em casos graves, com 16,9% dos casos, contra 7,6% ex-fumantes e 5,2% que nunca consumiram tabaco.

A isto acrescenta-se que os fumantes representavam 25,8% dos falecidos contra 11,8% no caso de não fumantes.

54. Alcoolismo

A dependência de álcool tem consequências no sistema imunológico, que expõe a pessoa a uma maior taxa de infecções por vírus como o novo SARS-CoV-2.

Além disso, o álcool anula o efeito da maioria dos antibióticos e antivirais usados no tratamento de pneumonia e infecções secundárias causadas pela COVID-19.

Em alguns casos, o álcool aumenta a toxicidade e os efeitos colaterais de certos medicamentos, que podem afetar a função renal e hepática.

A isto se acrescenta que uma parte do álcool que entra no corpo é expelida pela respiração, irritando o tecido pulmonar.

55. Asma

A asma é um processo inflamatório do sistema respiratório produzido por uma resposta imune do corpo a fatores físicos e emocionais.

A asma brônquica é considerada uma condição que aumenta consideravelmente o risco de contrair COVID-19 e desenvolver sintomas graves. Nos asmáticos crônicos, as células inflamatórias podem causar danos agudos aos pulmões.

Nas pessoas infectadas com COVID-19, o vírus causa tosse seca e dificuldade em respirar porque é gerado mais catarro ou muco e o líquido se acumula nos pulmões.

Isso pode representar um risco sério para pacientes asmáticos, que podem desenvolver um processo inflamatório agudo e necessitar de cuidados intensivos, respiração assistida ou até morrer por insuficiência total do sistema respiratório.

56. Doença pulmonar crônica

Pacientes afetados por doenças do sistema respiratório, como doença pulmonar obstrutiva crônica (DPOC), fibrose pulmonar idiopática (FPI) e asma podem apresentar vários sintomas muito semelhantes aos da doença da COVID-19.

Esses sintomas incluem dispnéia, tosse seca e mal-estar geral. Em muitos casos, esses pacientes não procuram atendimento médico quando têm COVID-19, porque acreditam que seus sintomas correspondem às condições pulmonares anteriores.

Pessoas com doença pulmonar crônica correm um risco sério se desenvolverem COVID-19, pois essa doença pode causar pneumonia moderada a grave.

Além disso, a COVID-19 causa lesões difusas graves por todo o pulmão, reduzindo ainda mais o nível de oxigênio no sangue em pessoas afetadas por doenças pulmonares subjacentes.

Pacientes com pneumonia grave da COVID-19 que conseguem se recuperar podem apresentar danos pulmonares permanentes que reduzem sua capacidade respiratória em até 30%.

Isso é sério em um indivíduo previamente saudável e em boa forma física, mas muito mais no caso daqueles que já sofreram uma diminuição em sua capacidade respiratória devido a outras doenças pulmonares crônicas.

57. Diabetes mellitus

Pessoas com mais de 60 anos de idade, bem como aquelas com doenças prévias, como asma, diabetes mellitus e problemas cardíacos, representam o grupo com maior risco de complicações e morte por COVID-19.

Ao analisar os dados de mais de 10.000 infectados na cidade chinesa de Wuhan, verificou-se que os diabéticos representavam até 20% dos infectados que desenvolveram sintomas graves e graves.

Por sua vez, entre os casos mais graves, os diabéticos atingiram uma taxa de mortalidade de 7,3%. Isso é muito superior à taxa de mortalidade entre os seriamente infectados, sem diabetes ou outras doenças subjacentes, que foram de apenas 0,9%.

Uma razão para essa alta taxa de mortalidade de diabéticos infectados com COVID-19 é que eles têm uma maior tendência a desenvolver infecções virais porque seu sistema imunológico está comprometido.

Essas pessoas têm glóbulos brancos com uma capacidade reduzida de fagocitose, o que complica sua resposta à presença de SARS-CoV-2 e aumenta o tempo necessário para a recuperação de uma infecção.

Além disso, o SARS-CoV-2 e outros vírus podem prosperar mais rapidamente em indivíduos com altos níveis de glicose no sangue.

Além disso, pacientes com diabetes produzem menos quantidade de interferon, uma molécula de grande importância na resposta orgânica a vírus, além de disfunção CD8 ou citotóxica.

58. Obesidade

A obesidade não é, por si só, um fator de risco fatal para uma infecção por COVID-19, mas doenças relacionadas a essa condição, como diabetes, hipertensão e problemas respiratórios, são.

Estudos estatísticos dos Centros de Controle de Doenças dos EUA descobriram que na cidade de Nova Orleans a taxa de mortalidade por COVID-19 dobrou a do Estado de Nova York, apesar de haver menos casos confirmados.

Isso ocorreu porque muitos dos pacientes em Nova Orleans eram pessoas com excesso de peso superior a 12 kg ou obesos mórbidos e sofrendo de condições anteriores, como hipertensão, diabetes e asma. Outra razão pela qual as pessoas obesas com COVID-19 têm maior chance de morrer se sua condição piorar é o fato de terem sistemas imunológicos mais fracos do que as pessoas comuns com excesso de peso.

Além disso, uma grande porcentagem de pessoas obesas sofre de apneia do sono, uma condição que afeta a respiração durante o sono e causa uma queda nos níveis de oxigênio no sangue.

Além disso, em muitos casos, o transporte de uma pessoa obesa complicada com COVID-19 é mais difícil ou requer um grande esforço para tirá-las de casa e levá-las a um centro de saúde a tempo.

Outro problema que enfrentam é a dificuldade de realizar tomografia e radiografias, bem como intubá-las ou levá-las a um leito adequado para seu peso e tamanho corporal, caso necessitem de cuidados intensivos.

59. Hipotireoidismo

O hipotireoidismo é uma condição na qual a glândula tireóide produz menos hormônios que o normal. Pelo menos 5% da população mundial é considerada portadora de hipotireoidismo.

Diante da pandemia da COVID-19, esses tipos de pacientes têm um risco de mortalidade que varia dependendo de como a doença se manifestou.

Pessoas com deficiência na tireóide tendem a desenvolver excesso de peso, uma condição que, por sua vez, leva a problemas hipertensivos e circulação sanguínea nas extremidades inferiores. Pessoas com hipotireoidismo não apenas ganham peso sem aumentar a ingestão de alimentos, mas também sofrem com fadiga crônica ou falta de energia.

A causa mais frequente de hipotireoidismo é a chamada doença de Hashimoto, na qual o sistema imunológico ataca a tireóide. Isso causa inflamação permanente da tireóide e uma disfunção na produção de hormônios.

Outras causas são tratamentos de radioterapia, efeitos colaterais de alguns medicamentos para doenças do fígado ou rins ou causas congênitas.

Em geral, a taxa de mortalidade desses pacientes ao tomar COVID-19 não está diretamente relacionada ao problema da tireóide, mas devido à deterioração das condições físicas gerais do corpo derivadas dessa.

60. Insuficiência adrenal

Pessoas que sofrem de insuficiência adrenal são propensas a desenvolver condições severas a graves se contrairem COVID-19, porque seu corpo é particularmente vulnerável a infecções ou lesões.

Isso ocorre porque as glândulas supra-renais não podem produzir a quantidade necessária de hormônios como aldosterona e cortisol, envolvidos no equilíbrio da pressão arterial e do nível de glicose no sangue.

Além disso, esse problema também altera o mecanismo pelo qual o corpo mantém a relação entre água e sal no sangue.

Uma das consequências disso é que o corpo perde sua capacidade de combater infecções virais ou bacterianas.

Além disso, a recuperação de lesões ou doenças nos tecidos musculares, conectivos ou ósseos diminui.

Nos dois casos de insuficiência adrenal primária (doença de Addison) ou insuficiência adrenal secundária (devido ao hipopituitarismo), os tratamentos geralmente são baseados na ingestão de glicocorticóides.

Se o paciente desenvolver tosse seca e febre, como nos casos graves a graves da COVID-19, a dose geralmente é dobrada até que os sintomas diminuam. No entanto, em alguns casos de pacientes graves com COVID-19, observou-se que eles são tão vulneráveis a infecções bacterianas e virais quanto os pacientes diabéticos, considerados de alto risco.

Além disso, os glicocorticóides prescritos para controlar a insuficiência adrenal podem afetar a resposta imune do corpo; portanto, se a pessoa contrair COVID-19, eles estarão vulneráveis a patógenos que podem agravar seus sintomas respiratórios e causar falência de órgãos.

61. Doença renal crónica

A Sociedade Internacional de Nefrologia (SIN) relatou que a COVID-19 ainda não demonstrou causar alterações na função renal em pacientes com sintomas leves ou moderados. No entanto, em pacientes com COVID-19 com sintomas graves e que requerem hospitalização, foi encontrada uma perda de 25 a 50% da função renal.

Os exames de urina nesses pacientes mostram sinais de danos nos rins, como proteinúria e hematúria. Níveis elevados de creatinina e nitrogênio da uréia também são detectados nos exames de sangue.

Isso confirma teorias anteriores de que o coronavírus SARS-CoV-2 pode afetar os rins porque as células dos rins, assim como os pulmões, têm células com receptores chamados ECA2, especialmente relacionadas às protuberâncias ou picos da camada externa do coronavírus. Isso ajuda o vírus a infectar essas células e a se multiplicar rapidamente.

No entanto, o SIN indicou que menos de 15% dos pacientes com COVID-19 desenvolvem um quadro de lesão renal aguda.

De qualquer forma, o SIN recomenda monitorar a função renal de todos os infectados com COVID-19, tenham ou não doença renal crônica prévia, usando a Taxa de Filtragem Glomerular (TFG). doença renal crônica que recebe diálise em centros de saúde onde estão infectados com COVID-19.

Esses pacientes podem desenvolver pneumonias nosocomiais e, por si só, tendem a ter uma função imune diminuída que os torna propensos a sintomas graves se forem infectados com COVID-19.

62. HIV / AIDS

Os portadores do vírus da imunodeficiência humana (HIV) com boa saúde correm o mesmo risco de serem infectados com COVID-19 do que pessoas saudáveis da mesma idade. Se o portador do HIV estiver infectado com COVID-19, mas não tiver outras patologias anteriores, mostrará uma evolução semelhante à de qualquer outra pessoa sem HIV.

Caso o paciente tenha desenvolvido a Síndrome da Imunodeficiência Adquirida (AIDS), causada pelo HIV, o risco de infecção e complicação aumenta substancialmente. Acontece que o corpo perde a capacidade de se defender contra infecções por fungos, bactérias e vírus.

As chances de sobreviver à COVID-19 dependerão do nível de imunodeficiência do paciente, do tipo de tratamento que ele está recebendo e da idade.

Vale ressaltar que os medicamentos antivirais usados no tratamento do HIV-AIDS até agora não demonstraram ter um efeito protetor contra a COVID-19.

Também não há evidências de que o quelopinavir, ritonavir e outros medicamentos inibidores da protease tenham um efeito protetor contra a SARS-CoV-2 que entra nas células da pessoa infectada.

Nesse sentido, as autoridades de saúde europeias recomendam que esses pacientes tomem a dose prescrita de antivirais, com ou sem COVID-19, e evitem alterá-la fora das recomendações dos médicos responsáveis.

Infelizmente, cerca de 15 milhões de pessoas com HIV não têm acesso a medicamentos antivirais, segundo a Organização das Nações Unidas (ONU).

63. Transplantados

Pacientes que receberam transplantes de rim, fígado, coração e pulmão são considerados de alto risco para COVID-19.

Como parte do processo pós-operatório de um transplante, essas pessoas devem tomar medicamentos imunossupressores, que reduzem a capacidade de resposta do sistema imunológico. Essa é uma maneira de impedir que esse sistema ataque o órgão transplantado, que você consideraria um corpo estranho.

Isso torna o paciente mais vulnerável à ação da SARS-CoV-2 e a qualquer outra bactéria ou vírus. Nos casos de receptores de transplante de órgãos infectados com COVID-19, o tratamento recomendado é diminuir a dose de imunossupressores assim que os sintomas da doença aparecerem, para que eles tenham a oportunidade de se proteger de infecções secundárias.

64. Uso de esteróides

Medicamentos à base de corticosteróides foram utilizados com resultados mistos no tratamento de pacientes com síndrome respiratória aguda grave (SARS) em 2002 e síndrome respiratória do Oriente Médio (MERS) em 2012.

Embora os esteróides tenham sido usados em alguns centros de saúde europeus no tratamento da pneumonia por COVID-19, a Organização Mundial da Saúde desencorajou seu uso sempre que possível.

Uma das razões é que os corticosteróides reduzem o processo inflamatório associado à infecção nos pulmões do paciente com COVID-19.

Teoricamente, isso ajuda a reduzir o risco de lesão pulmonar aguda e desconforto respiratório associado a casos moderados e graves de pneumonia por COVID-19.

No entanto, os corticosteróides também reduzem a capacidade de resposta do sistema imunológico, o que favorece infecções por bactérias ou vírus, aumentando o risco de choque séptico ou falência de órgãos.

Além disso, o benefício do tratamento com esteróides anti-inflamatórios em processos que afetam os pulmões tão agressivamente quanto a COVID-19 ainda não está claro. Por esse motivo, a OMS recomenda aguardar novos estudos que esclareçam a conveniência ou não do uso de esteróides no tratamento de pacientes com esta doença.

65. Imunossuprimido

Pacientes imunossuprimidos são aqueles cujo sistema imunológico é enfraquecido por uma condição genética, doença ou pela ação de um medicamento ou agente externo. Portanto, esse grupo enfrenta um alto risco de complicações e morte se ficarem infectados com COVID-19.

Os pacientes imunossuprimidos incluem aqueles afetados pelo vírus da imunodeficiência humana (HIV) e sua conseqüente síndrome de imunodeficiência adquirida (AIDS). Nessas pessoas, o sistema de defesa é praticamente destruído, facilitando o aparecimento de todos os tipos de infecções bacterianas, virais ou fúngicas nos pulmões e em outros órgãos.

Pessoas com diabetes também podem ter um sistema imunológico enfraquecido. Um caso especial a ser mencionado é o caso de pessoas com problemas nutricionais, obesidade ou desnutrição, que geralmente vêem reduzida a capacidade do corpo de se defender contra infecções.

O grupo de pacientes com câncer, que necessitam de medicamentos imunossupressores, também mostra um sério risco de complicações e mortes quando infectados com COVID-19.

66. Mentalmente doentes e deficientes

Os doentes mentais estão entre os grupos mais vulneráveis ao contágio pela COVID-19. As autoridades chinesas descobriram no início de fevereiro de 2020 que muitos pacientes mentais haviam adquirido a COVID-19 após serem expostos à infecção porque não foram capazes de seguir conscientemente medidas básicas para evitar o contato com pessoas doentes e objetos contaminados.

Outros foram expostos ao vírus nas enfermarias e instituições psiquiátricas em que foram detidos, que em muitos casos não possuíam medidas sanitárias adequadas para evitar essa infecção.

Uma situação que afeta os doentes mentais é o estigma contra eles no sistema de saúde de muitos países, o que dificulta o atendimento oportuno quando os sintomas da COVID-19 são mostrados.

A isto se acrescenta que seu tratamento pode exigir mais atenção e tempo do pessoal de saúde, que em muitos casos já é sobrecarregado pelos casos da COVID-19 na população em geral.

A COVID-19 também causa uma onda de medo e ansiedade na sociedade, o que pode agravar a saúde mental desses pacientes, enquanto quarentenas e restrições ao movimento de pessoas podem afetar o cumprimento das consultas e terapias regulares necessárias.

Parte VII. Epidemiologia global e comunitária

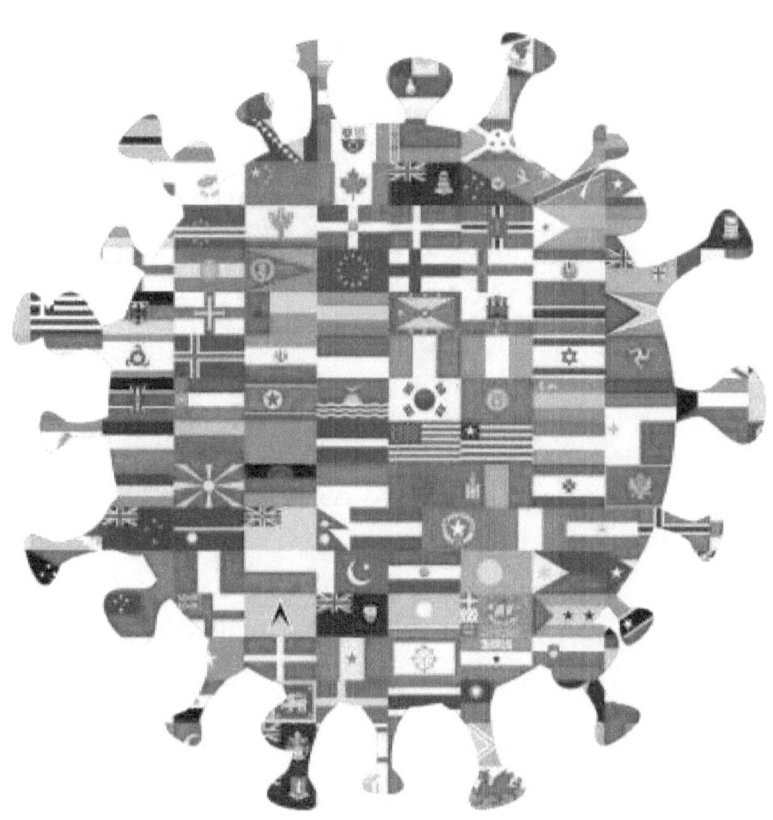

67. Epidemias na história da humanidade

Como a humanidade mantém um registro oral ou escrito de sua história, houve um grande número de epidemias que mataram milhões de pessoas em diferentes regiões do mundo.

Muitas epidemias foram causadas por um único agente infeccioso e em outras por uma combinação de duas ou mais doenças, favorecidas por más condições de higiene e má alimentação entre a população.

De 430 a.C. até o século 21, ocorreram 20 pandemias, ou epidemias globais ou extra-continentais. Entre estes, os quatro mais destrutivos correspondem às epidemias de varíola, gripe espanhola, HIV-AIDS e a chamada peste negra.

A epidemia de varíola é considerada a mais fatal em toda a história da Humanidade, bem como a mais antiga, uma vez que esta doença ocorre há cerca de 12.000 anos. Desde então, mais de 300 milhões de homens, mulheres e crianças morreram pelo Poxvírus responsável pela varíola.

O surto mais grave ocorreu entre 1520 e 1533, quando mais de 56 milhões de indígenas da América Central e do Sul morreram, infectados por conquistadores espanhóis contra os quais estavam lutando.

Não foi até 1800 que uma vacina contra a varíola apareceu, iniciando um plano de imunização universal que permitiu que o planeta fosse declarado livre dessa doença no final da década de 1970.

O sarampo é outra doença caracterizada por causar epidemias mortais. Estima-se que, desde seu surgimento nos tempos antigos, tenha reivindicado mais de 200 milhões de vítimas. Até a invenção de uma vacina em 1963, essa doença apareceu em ciclos de 2 a 3 anos, causando cada vez cerca de 2 milhões de mortes.

Outra epidemia antiga e mortal que marcou a história foi a Peste Negra, ou peste bubônica, causada pelo bacilo de *Yersinia pestis*.

No ano de 1347, ocorreu uma pandemia de Peste Negra que, nos 4 anos seguintes, matou 50 milhões de europeus e 150 milhões de pessoas na Ásia e na África. No geral, acredita-se que tenha destruído 42% da população mundial na época.

O bacilo de *Yersinia pestis* foi transmitido pela picada de piolhos e pulgas que chegaram à Europa nos ratos pretos que infestavam navios da China. Seus sintomas eram linfonodos inchados no corpo e órgãos sexuais, além de pústulas na pele e necrose dos membros.

Outra pandemia mortal registrada na história recente foi a gripe espanhola de 1918. Foi causada por uma cepa do vírus Influenza que surgiu no Kansas, Estados Unidos, e foi trazida para a Europa por soldados na fase final da Primeira Guerra. Mundo. Esses soldados infectados chegaram à França pelo porto de Brest e, em poucas semanas, o surto se espalhou pela Grã-Bretanha, Alemanha, Itália e Espanha.

Nos 12 meses seguintes, matou 50 milhões de vidas na Europa e outros 50 milhões nos Estados Unidos e no resto do mundo.

O nome da gripe espanhola deveu-se ao fato de a pandemia ter sido amplamente falada neste país e não ter sido censurada pela mídia, como ocorreu em outras nações envolvidas na Primeira Guerra Mundial.

Antes da recente pandemia da COVID-19, a que mais causou medo no mundo foi a do vírus da imunodeficiência humana (HIV), que surgiu nos Estados Unidos em 1981.

Supõe-se que tenha se originado em macacos africanos e de lá se espalhou para os humanos.

Este vírus é transmitido por fluidos vaginais e saliva durante o contato sexual, bem como por transfusões de sangue ou pelo compartilhamento de agulhas contaminadas entre pessoas viciadas em drogas.

A mãe infectada pode transmitir o HIV ao feto na gravidez ou ao recém-nascido durante a lactação. Se não for tratado a tempo com retrovirais, sua taxa de mortalidade é de 80%.

Os infectados desenvolvem a Síndrome da Imunodeficiência Adquirida (AIDS), um processo destrutivo do sistema imunológico que expõe o paciente à morte por pneumonia e várias infecções.

De 1981 até o presente, o HIV-AIDS matou cerca de 35 milhões de pessoas e mais 37 milhões estão infectadas em todo o mundo, segundo a OMS.

68. Outras epidemias por coronavirus

Em 2003, a OMS emitiu um alerta global sobre uma epidemia de um novo tipo de pneumonia que havia surgido na região de Guangzhou, China. A doença foi chamada Síndrome Respiratória Aguda Grave (SARS), e um grupo de pesquisadores chineses identificou um coronavírus relacionado ao morcego como causador.

Este coronavírus foi denominado SARS-CoV e, embora um método de detecção rápida possa ser desenvolvido, não foi possível encontrar um medicamento suficientemente eficaz para neutralizar sua ação no organismo.

A SARS é caracterizada por causar pneumonia grave, febre acima de 38°C e complicações orgânicas graves, tudo em um período relativamente curto desde o aparecimento dos primeiros sintomas.

Segundo a OMS, o surto de SARS em 2003 afetou 8.098 pessoas em 24 países ao redor do mundo, dos quais 774 morreram.

Isso fornece uma taxa de letalidade de casos de SARS-CoV de 9,6%.

Por outro lado, em 2012, foi relatada a ocorrência de uma doença respiratória grave na Arábia Saudita, que se espalhou para Omã, Jordânia e outros países do Oriente Médio através de viajantes. Esta foi batizada de Síndrome Respiratória do Oriente Médio (MERS) e um coronavírus ligado a camelos foi identificado como a sua causa, embora mais tarde o contágio tenha ocorrido por meio de contato pessoal direto.

Este coronavírus foi nomeado MERS-CoV. Os sintomas da MERS incluem febre alta, tosse seca e falta de ar.

Desde o seu surgimento em 2012 até o presente, o MERS matou 820 pessoas e infectou 2.357, representando uma taxa de letalidade de 34,8%.

69. Início, desenvolvimento e fim da pandemia

A pandemia começa no momento em que uma doença se espalha para além de um país e afeta outras nações e continentes. A OMS apontou que as pandemias estão relacionadas principalmente a doenças infecciosas causadas por vírus ou bactérias recentemente emergentes, para os quais a população não possui imunidade natural.

Além disso, a pandemia é favorecida pela resposta tardia dos sistemas de saúde devido à falta de equipamento ou à falta de um tratamento ou vacina eficaz para a nova doença.

O desenvolvimento de uma pandemia geralmente é rápido, mas curto e seu nível de severidade nem sempre é avaliado apenas por causa do número de mortes que causa.

Em muitos casos, a gravidade está nos milhares de pacientes que podem surgir em um curto período de tempo, gerando um grave problema de saúde pública.

Por exemplo, a pandemia de gripe espanhola foi rápida e letal. Em apenas 12 meses, 50 milhões de pessoas morreram em todo o mundo, mais do que as vítimas da Primeira Guerra Mundial, que duraram 4 anos.

As pandemias são encerradas quando novos casos aparecem apenas na mesma área geográfica ou país e não transcendem as fronteiras nacionais.

70. Possibilidades de endemias locais

Uma endemia é definida como a aparência regular de uma doença na mesma região ou país e em um número semelhante de casos em cada ciclo. Embora uma doença também possa ocorrer em outros países, ela é considerada endêmica quando reaparece continuamente na mesma área geográfica e mantém um número regular de infectados.

Por exemplo, a malária é uma doença endêmica em países tropicais e, apesar dos controles e tratamentos aplicados pelos diferentes governos, estima-se que a cada ano infecte cerca de 300 milhões de pessoas.

No caso da COVID-19, existem vários estudos em andamento para avaliar a possibilidade de o SARS-CoV-2 adquirir qualidades endêmicas. Alguns casos de pessoas que foram reinfetadas após serem dispensados da Coréia do Sul e da China questionam se a população acabará por desenvolver uma imunidade natural contra a COVID-19.

Isso sugere para alguns pesquisadores que a COVID-19 poderia reaparecer de tempos em tempos no mesmo local, tornando-se uma doença endêmica.

Por esse motivo, ele trabalha para acabar com a propagação do vírus a um nível que interrompe sua permanência no mesmo grupo humano.

71. Medidas locais, nacionais e internacionais

No âmbito da pandemia da COVID-19, diferentes medidas de âmbito local, nacional e internacional podem ser aplicadas para conter o contágio.

No nível local, os mais utilizados são quarentenas, distanciamento social e isolamento social. A quarentena consiste no fechamento por várias horas ou permanentemente das famílias em suas casas.

Por seu turno, o distanciamento social consiste em uma medida de separação de pelo menos 1 metro entre as pessoas que devem sair às ruas para comprar comida ou remédio, trabalhar ou usar o transporte público.

O isolamento social geralmente se aplica àqueles que são infectados e devem permanecer fora de contato, em sua casa ou em um espaço designado, durante a duração da infecção.

No nível nacional, uma medida amplamente usada é o fechamento do transporte entre cidades, bem como trens e vôos que cobrem rotas domésticas.

O objetivo é evitar a possível propagação de contágio de uma área do país para outra. Durante a pandemia na China, essa medida foi aplicada na província de Hubei, com resultados muito bons.

No nível internacional, as medidas mais comuns contra a COVID-19 foram o fechamento de fronteiras e a suspensão de vôos turísticos ou transporte de passageiros por mar e terra. As únicas exceções aplicadas foram os vôos para repatriar cidadãos estrangeiros e o transporte de carga de medicamentos, alimentos e suprimentos básicos.

Outra medida foi a instalação de cercas sanitárias nos pontos de fronteira para atender as pessoas que entram em cada país e verificar se elas apresentam sintomas da COVID-19.

72. Quarentena e distanciamento social

Entre as medidas não médicas mais comumente aplicadas pelos governos para conter a propagação de uma pandemia estão a quarentena e o isolamento social. No caso de vírus e coronavírus, o objetivo básico de ambas as medidas é reduzir o ciclo de transmissão pessoa a pessoa, separando e isolando indivíduos doentes e saudáveis.

Essa separação é por tempo maior do que o exigido para a doença se manifestar a partir do momento da infecção. Ambos os conceitos podem parecer semelhantes, mas, na realidade, são duas coisas diferentes.

O isolamento social consiste em separar pessoas com doenças contagiosas de indivíduos saudáveis. A maioria das agências de saúde do governo aponta que um paciente socialmente isolado não deve deixar sua casa pelo tempo indicado, nem receber visitas. Além disso, ele deve ficar confinado a uma área da casa separada do restante do grupo da família.

Por sua vez, a quarentena é uma medida de restrição de movimento para todos aqueles que podem ter sido expostos a um contágio e ainda são assintomáticos pelo tempo mínimo necessário para a referida doença manifestar sintomas.

Normalmente, a quarentena é mandatada por órgãos governamentais nacionais, estaduais ou locais de saúde quando eles querem retardar a propagação de uma doença infecciosa, seja um surto, uma epidemia ou uma pandemia.

Além disso, também é uma ferramenta útil para prevenir infecções em larga escala que podem exceder a capacidade de atendimento hospitalar em um país, região ou cidade, especialmente se houver limitações no fornecimento de medicamentos e equipamentos.

No âmbito da pandemia da COVID-19, muitos governos ordenaram a suspensão de atividades educacionais, reuniões coletivas, eventos culturais e esportivos e até atividades comerciais e de negócios.

A OMS acredita que as medidas de distanciamento social e quarentena ajudam a reduzir a cadeia de transmissão da COVID-19, mas somente se forem acompanhadas de testes maciços para descartar casos suspeitos entre a população, isolar casos confirmados e rastrear e examinar aqueles tiveram contato com estes.

73. Proteção individual para os doentes

As medidas de proteção para pacientes com COVID-19 visam impedir que contraiam outras infecções que agravam sua condição e infectar outras pessoas em seu ambiente.

O paciente com COVID-19 que é assintomático ou com sintomas leves deve ficar em quarentena em casa ou em um local especialmente condicionado e com boa ventilação. Se possível, você deve usar um banheiro diferente do resto da família, além de roupas de cama, toalhas, pratos e talheres.

Esses itens devem ser lavados com água muito quente e quem estiver encarregado dessa tarefa deve usar luvas e lavar as mãos assim que terminar, mesmo que tenham sido usadas.

Também é importante limpar objetos e superfícies tocados com frequência todos os dias, como controles remotos, maçanetas, telefones celulares, interruptores de luz, mesas de cozinha e bancadas.

Quando o paciente é tratado pelo cuidador, ambos devem usar uma máscara ou pano na boca e no nariz para reduzir a emissão de gotículas infectadas no ar ao falar, respirar ou tossir.

Ao tossir ou espirrar, o paciente com COVID-19 deve usar um tecido descartável, que deve ser jogado fora imediatamente e lavar as mãos com sabão ou solução anti-séptica por pelo menos 20 segundos.

Os pacientes com COVID-19 que têm condições anteriores, como diabetes, insuficiência cardíaca, insuficiência renal ou hepática, devem manter estrita conformidade com os tratamentos correspondentes.

Eles não devem alterar as doses dos medicamentos sem autorização médica e, se os sintomas piorarem, devem informar imediatamente os serviços de emergência para receber a ajuda necessária. Isso inclui situações como aparecimento de dor no peito, insuficiência respiratória e tosse muito alta e contínua.

74. Proteção individual dos contatos

O primeiro passo que todas as pessoas infectadas com COVID-19 devem dar é relatar sua situação às pessoas com quem tiveram contato nos últimos 14 dias em casa, no trabalho e em outros lugares que frequentaram.

Pessoas próximas às pessoas infectadas pela COVID-19 devem tomar medidas extremas de higiene e prevenção. Isso inclui evitar todo contato físico com o paciente e lavar as mãos várias vezes ao dia com solução com sabão ou um gel anti-séptico à base de álcool.

No caso de compartilhar a mesma casa, deve-se fazer uma separação clara do espaço ocupado pelo paciente e aquele utilizado pelo restante do grupo familiar. Isso ajudará a evitar a exposição ao contágio ao tocar superfícies contaminadas ou gotículas de aspiração emitidas pela respiração do paciente.

Se o paciente compartilhar o uso de artigos com a família, como computadores ou telefones, eles deverão ser limpos com um pano e uma solução à base de álcool antes que outros os usem.

É conveniente que pessoas próximas a um paciente com COVID-19 apliquem uma medida de auto-isolamento, especialmente durante os primeiros 14 dias após o aparecimento dos sintomas.

Se eles tiverem que sair, devem usar uma máscara e luvas e manter uma distância de pelo menos 1 metro com outras pessoas.

75. Proteção dos profissionais da saúde

O pessoal médico e de saúde formam a primeira linha de batalha contra a COVID-19 e são o grupo de trabalho mais exposto ao contágio.

Nos primeiros dois meses da pandemia na China, Espanha e Itália, até 30% do pessoal médico do hospital havia sido infectado com COVID-19 e muitos perderam a vida.

A OMS apontou a extrema importância de garantir ao pessoal de saúde a proteção individual implementada na quantidade e qualidade necessárias para evitar o contágio da SARS-CoV-2.

Estudos realizados na Espanha antes da enorme porcentagem de médicos e enfermeiros infectados pela COVID-19 indicaram que o equipamento de proteção individual usado regularmente em hospitais não impede que o SARS-CoV-2 entre no trato respiratório e nos olhos dos profissionais de saúde.

Após várias modificações nos protocolos de saúde, foi recomendado que o pessoal médico usasse equipamento de proteção integral que inclui máscaras médicas, respiradores N95 ou de categoria superior, protetores faciais, luvas, aventais e roupas fechadas.

No entanto, deve-se notar que o SARS-CoV-2 tem um tamanho médio de 120 nanômetros ou 0,12 mícrons, portanto as máscaras N95 não podem impedir sua entrada nas vias aéreas do usuário.

Por esse motivo, foi proposto o uso de máscaras P100 ou R100, acompanhadas de uma máscara cirúrgica por dentro e uma tela facial por fora.

No entanto, na grande maioria dos países, é impossível fornecer esses suprimentos aos hospitais na quantidade necessária, o que aumentou a exposição do pessoal de saúde à infecção.

O diretor-geral da OMS, Tedros Adhanom Ghebreyesus, informou no início de abril que 89 milhões de máscaras, 76 milhões de luvas e 1,6 milhão de óculos de segurança seriam necessários todos os meses para proteger o pessoal de saúde em todo o mundo

A saúde mental e psicológica do pessoal de saúde durante a pandemia da COVID-19 também é uma questão a ser abordada. Esse pessoal está sujeito a estresse contínuo e uma enorme carga de trabalho, além de se expor continuamente a situações traumáticas na morte de um grande número de pacientes.

Além disso, médicos, enfermeiros, macas e até pessoal de limpeza nos centros de saúde podem se tornar fontes de infecção para seus familiares e amigos, caso sejam infectados.

A OMS também enfatizou a importância dos governos protegerem o pessoal de saúde contra o estigma social por um público com medo de ser uma fonte de contágio.

Em 2014, havia um histórico de ataques a médicos que combateram o surto de Ebola na África Ocidental.

No início de abril de 2020, também foram relatados ataques verbais e físicos contra médicos e enfermeiros na Colômbia e no México, quando eles chegaram em suas casas após um longo dia de trabalho cuidando de pacientes com COVID-19.

76. Proteção do pessoal de garantia

No âmbito da pandemia da COVID-19, o pessoal de garantia responsável por garantir o fornecimento de equipamentos e suprimentos de proteção às redes de saúde também deve cumprir as regras de prevenção de contágio.

É obrigatório o uso de elementos de proteção individual, como máscaras, luvas, fatos completos e outros que impeçam a entrada do coronavírus em seus organismos.

Isso é especialmente importante entre aqueles que trabalham nos hospitais de atendimento ao paciente designados COVID-19, bem como nas unidades de terapia intensiva.

Os responsáveis pela garantia que trabalham fora dos hospitais também devem ter equipes de proteção, ou seja, auxiliar aqueles que realizam tarefas de controle de veículos e pessoas ou cumprem medidas sanitárias nos mercados e centros de distribuição de alimentos durante as quarentenas.

77. Declaração de cessação de quarentena

Em 8 de abril, o governo chinês declarou a cessação da quarentena coletiva em Wuhan, ordenada 76 dias antes, sendo o primeiro país a suspender uma medida de quarentena no âmbito da pandemia da COVID-19.

Esta decisão foi tomada após vários dias sem registrar novas mortes da COVID-19 em todo o continente chinês.

Além disso, apenas 271 casos de infecção foram registrados, principalmente em cidadãos chineses que retornaram do exterior.

A quarentena em Wuhan foi fundamental para impedir que o vírus se espalhasse para o resto da China continental. Até o momento, 3.331 pessoas morreram no país, das quais 2.571 eram residentes de Wuhan. Havia também 81.700 infectados, dos quais 50.008 correspondiam a habitantes desta cidade.

Depois de declarar a cessação da quarentena, o governo da província de Hubei informou que apenas os cidadãos com um certificado especial garantindo sua boa saúde e que não tiveram contato com pessoas suspeitas de ter COVID-19 poderiam viajar para outras regiões.

A OMS indicou que as medidas de quarentena devem ter como objetivo interromper o ciclo de transmissão pessoa a pessoa COVID-19, para que sua suspensão em qualquer cidade ou país dependa de quanto caem os números de novas infecções e mortes.

78. Declaração de cessação de transmissão

A OMS recomendou que as declarações de cessação da transmissão da COVID-19 fossem feitas somente quando decorridos 14 dias sem novos casos. Esse é o tempo médio necessário para que os sintomas apareçam e é uma referência usada para o isolamento de casos suspeitos.

79. Doença notificável

Devido à alta taxa de contágio e risco de morte representada pela COVID-19, a grande maioria dos governos declarou a obrigação de relatar qualquer caso suspeito, bem como a subsequente confirmação e acompanhamento evolutivo dos pacientes.

Além disso, os cidadãos que viajam ou vivem em países onde os casos foram relatados devem informar as autoridades se tiverem algum sintoma.

Clínicas particulares, hospitais e médicos particulares são obrigados a informar as autoridades de saúde sobre qualquer paciente com sintomas de tosse seca, falta de ar e informar as autoridades, que aplicarão a respectiva estratégia de vigilância epidemiológica.

Parte VIII. Prevenção de doenças

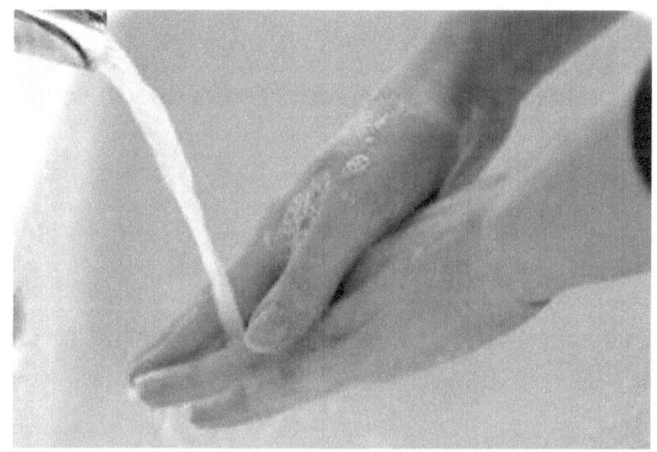

80. Vigilância para contatos sem sintomas

Uma das medidas mais importantes para interromper a pandemia da COVID-19 é reduzir o ciclo de transmissão do SARS-CoV-2 de pessoa para pessoa. Para isso, aqueles que tiveram contato com pacientes confirmados com COVID-19 devem ser identificados e monitorados.

De acordo com os protocolos estabelecidos pela OMS, os casos confirmados com sintomas leves ou assintomáticos devem ser atendidos em casa, em condições de quarentena e isolamento social.

Por outro lado, casos moderados a graves devem ser atendidos nos centros de saúde. Mas os contatos dos pacientes confirmados com COVID-19 também devem ser localizados e atendidos o mais rápido possível.

Os contatos são definidos como qualquer pessoa que tenha compartilhado com o paciente com COVID-19 um espaço de trabalho comum, casa, reunião social ou usado o mesmo equipamento ou suprimentos. É feita uma distinção entre contato próximo e contato casual. O primeiro refere-se aos membros do grupo familiar e colegas de trabalho ou amigos que estão a menos de 2 metros de uma pessoa com sintomas há muito tempo.

Por sua vez, o termo contato casual refere-se a pessoas que compartilham o mesmo espaço físico que os infectados com COVID-19, mas não mantêm contato físico ou proximidade com ele, como colegas de trabalho que estão em outras áreas da empresa ou vizinhos de um edifício.

A classificação desse tipo de contato fica a critério dos serviços de vigilância epidemiológica, mas o acompanhamento clínico será feito apenas para contatos próximos. Contatos próximos que não apresentem sintomas devem ficar em quarentena por 14 dias em um local fixo.

Testes de diagnóstico rápido começaram a ser aplicados a esses contatos em alguns países e não em outros. Você deve medir sua temperatura duas vezes por dia e notificar as autoridades de saúde se um sintoma aparecer, como febre maior que 38°C, tosse e dificuldade em respirar.

Após os 14 dias de quarentena sem manifestação dos sintomas, a vigilância epidemiológica do contato é encerrada.

81. Cuidar ao paciente com COVID-19 em casa

Na maioria dos casos, os pacientes com COVID-19 apresentam apenas sintomas leves e são aconselhados a descansar em casa. Os cuidados que você recebe em casa têm como objetivo evitar que os sintomas se complicem e proteger outros membros da família contra infecções.

Isso é especialmente importante se o paciente vive com adultos acima de 60 anos de idade ou outros membros da família que sofrem de doenças subjacentes, como diabetes, doenças cardíacas ou algum tipo de doença pulmonar. Também é verdade se a pessoa que atende a essas condições é cuidadora de um paciente com COVID-19.

O paciente com COVID-19 deve ficar em casa e cumprir uma quarentena rigorosa de pelo menos 14 dias, após o que deve ser avaliado pelos médicos para certificar se a infecção cessou.

O paciente deve ser isolado em uma sala separada do resto da família, suficientemente ventilado e, se possível, usar o banheiro apenas para ele. Pacientes com COVID-19 não podem compartilhar utensílios pessoais ou de cozinha, roupas de cama ou roupas pessoais com outros membros da família.

Uma distância mínima de 2 metros deve ser mantida com o restante dos habitantes da casa.

É importante limpar as superfícies do banheiro e dos móveis usados pelo paciente, com uma solução desinfetante à base de hipoclorito de sódio ou álcool. Interruptores de luz, balcões de cozinha e maçanetas também devem ser desinfetados.

O uso da máscara pelos infectados é essencial. Essa máscara deve ser trocada diariamente. Eles também devem ser usados por quem entra no quarto do paciente para cuidar dele.

Se o paciente não puder usar uma máscara, a boca e o nariz devem ser cobertos com lençóis descartáveis ao espirrar ou tossir e jogados fora imediatamente.

O profissional de saúde do paciente com COVID-19 deve usar luvas ao manusear a roupa e evitar a todo custo contato direto com fluidos corporais, como fezes, urina ou muco. Luvas e máscaras usadas no atendimento ao paciente devem ser jogadas fora assim que terminarem de usar.

Todo o grupo familiar deve lavar as mãos várias vezes ao dia com gel desinfetante ou solução à base de álcool em concentração igual ou superior a 60%.

82. Transferência de suspeitos ou doentes

A transferência de um paciente suspeito ou confirmado com COVID-19 requer certas considerações que devem ser cumpridas pelos serviços de transporte médico e assistência pré-hospitalar.

Essas considerações visam reduzir o risco de contágio do pessoal encarregado das ambulâncias, bem como de outros pacientes que os utilizam posteriormente.

Antes de iniciar a operação de transferência de cuidados de um paciente suspeito ou confirmado com COVID-19, suas necessidades de estabilização devem ser levadas em consideração, como equipamento de respiração assistida, soros e medicamentos.

Os pacientes que recebem respiração assistida devem ser transferidos para seu próprio leito, para evitar riscos de contaminação ao desconectar tubos e acessórios em ambulâncias.

Roupas descartáveis, máscaras, protetores faciais, luvas e todo o equipamento de proteção disponível devem ser usados pelo pessoal de transferência e devem ser descartados após a entrega ao paciente.

Em seguida, você deve colocar um novo equipamento de proteção individual e proceder à desinfecção da ambulância e de todos os equipamentos usados.

83. Hospitalização complicada

Em geral, os pacientes com COVID-19 apresentam sintomas leves ou moderados, como febre de 38º C e tosse, portanto a medida médica aplicada é repousar em casa por pelo menos 2 semanas, enquanto a infecção desaparece.

No entanto, quando os sintomas pioram e falta de ar, dor no peito, arritmia cardíaca, pressão alta e outros problemas aparecem, é urgente a hospitalização imediata do paciente.

Nesse caso, o paciente complicado com COVID-19 deve ser colocado em um único quarto isolado ou em um espaço dedicado apenas aos pacientes com esta doença.

As visitas devem ser restritas ou proibidas, se necessário, e todos que entram nessas salas devem usar proteção adequada.

Sempre que possível, deve-se evitar a transferência de um paciente complicado com COVID-19 entre diferentes áreas do centro de saúde. Caso sejam necessários estudos adicionais, como ultra-som e raios-X, devem ser feitos esforços para fazê-lo com equipamentos portáteis no quarto do paciente.

Se o equipamento hospitalar não for móvel, ele deverá ser totalmente desinfetado uma vez utilizado pelo paciente com COVID-19.

Na hospitalização de casos complicados com COVID-19, a prioridade da equipe de tratamento é preservar a função respiratória e atender a complicações que possam surgir nos níveis hepático, coronário ou renal.

A disponibilidade de equipamentos de ventilação assistida é fundamental para decidir a hospitalização de um paciente com COVID-19 que mostra sintomas graves ou complicados.

84. Centros de internação de curta duração

Os centros de internação a curto prazo oferecem uma solução oportuna para o excesso de serviços de saúde devido ao alto volume de pacientes suspeitos com COVID-19. Nas áreas onde a pandemia deixou um grande número de infectados e vítimas, tem sido utilizado o uso de centros hospitalares provisórios, voltados exclusivamente para o atendimento de pacientes com COVID-19.

Além disso, muitos hospitais em países como China, Espanha, Itália, Estados Unidos e Alemanha fecharam seus diferentes serviços para dedicar todo o seu espaço físico aos pacientes com COVID-19.

A criação de hospitais de campanha, às vezes em lugares raros como o Central Park de Nova York, faz parte da resposta ao colapso dos centros de saúde formais.

Esses centros de internação conjuntural têm a vantagem de dispor do equipamento necessário para atender pacientes com COVID-19 e suas possíveis complicações.

Isso inclui equipamentos de raios-X e de imagem digital, unidades de terapia intensiva, ventiladores mecânicos e tudo o necessário para gerenciar um paciente altamente contagioso e de alto risco.

85. Cuidados intensivos e ventilação assistida

Quando um paciente com COVID-19 desenvolve sintomas graves, o mais óbvio e com maior risco de vida é a síndrome do desconforto respiratório agudo (SDRA).

Essa síndrome ocorre devido à obstrução com fleuma muito espessa dos alvéolos e brônquios. Considera-se que um paciente grave com COVID-19 perde até 70% de sua capacidade pulmonar devido a catarro e lesão nos lobos pulmonares.

Tanto em pacientes saudáveis antes de serem infectados com COVID-19 quanto naqueles que apresentavam condições anteriores, como doenças cardíacas, hipertensão, diabetes e outros, a perda de capacidade respiratória é sempre o maior perigo que enfrentam.

Por esse motivo, casos graves devem ser tratados com respiração assistida 24 horas por dia durante a fase em que os sintomas de pneumonia e SDRA aparecem.

Cuidados intensivos também são necessários para cuidar de complicações no sistema cardiovascular causadas por baixo oxigênio no sangue e inflamação dos vasos ao redor dos pulmões e coração.

A insuficiência renal e hepática são outros problemas comuns em casos graves com COVID-19, que também levam muitos pacientes a unidades de terapia intensiva.

86. Medidas gerais e imunológicas de apoio

Pacientes com COVID-19 geralmente apresentam febre e tosse durante a fase inicial da doença. Por esse motivo, seu atendimento inicial deve incluir hidratação contínua para reabastecer os níveis de eletrólitos no sangue e ajudar a expulsão mais fácil da fleuma que se forma nos pulmões.

No caso de pacientes com doenças que afetam suas defesas, os médicos podem avaliar terapias destinadas a aumentar sua resposta imune, como o uso de interferon ou tratamentos utilizados com sucesso nos casos de SARS e MERS.

No momento, não foi encontrado um medicamento particularmente confiável para aumentar a resposta imune em pacientes não infectados e protegê-los da COVID-19.

No entanto, estudos estão sendo realizados para determinar a eficácia de terapias baseadas em vitaminas e certos medicamentos que estimulam o sistema imunológico do corpo.

87. Antivirais, antibióticos e esteróides

Embora ainda não tenha sido descoberto um tratamento eficaz para o SARS-CoV-2, várias universidades e grupos de pesquisa estão trabalhando para determinar a utilidade dos antivirais e medicamentos utilizados com relativo sucesso em outras doenças por coronavírus.

O uso de antivirais baseia-se no fato de o SARS-CoV-2 pertencer ao grupo Betacoronavírus, que também inclui SARS-CoV e MERS-CoV, causando a Síndrome Respiratória do Oriente Médio (MERS).

Alguns medicamentos contra o Ebola também estão sendo testados para verificar sua ação contra o SARS-CoV-2.

Atualmente, o interferon é usado pela China, Cuba e outros países como parte do tratamento de pacientes em seus estágios iniciais, com bons resultados.

A eficácia de medicamentos como ribavirina, lopinavir-ritonavir e penciclovir, remdesivir e favipiravir também está sendo testada, o que mostra um efeito significativo da redução da carga viral no sangue das pessoas infectadas.

Quanto aos corticosteróides, seu uso é aplicado em certas condições em que a inflamação dos tecidos pulmonares pode causar danos permanentes ou um colapso da função respiratória.

Até o momento, vários governos estão promovendo o uso da cloroquina e suas variantes, usadas no tratamento da malária, como forma de reduzir a carga viral do SARS-CoV-2.

Embora o uso de cloroquina ainda não seja suportado em estudos clínicos relacionados à COVID-19, muitos casos de melhora foram relatados em pacientes moderados a graves recebendo este medicamento.

Uma razão possível é que a cloroquina aumenta o pH endossômico, o que afeta o processo de fusão do vírus com as células humanas. Também possui efeito imunomodulador e sua eficiência parece a mesma nos estágios inicial e avançado da infecção.

A aplicação de antibióticos em pacientes com COVID-19 visa atacar infecções secundárias por pneumococos e outras bactérias naqueles que desenvolveram sepse ou choque séptico.

88. Vacinas atuais e futuras

Vários países estão trabalhando em uma vacina contra a COVID-19, aplicando informações sobre o genoma do SARS-CoV-2 divulgadas por cientistas chineses que investigam a pandemia em Wuhan, província de Hubei.

Na maioria das vezes, essas vacinas sintéticas usam um código genético que instrui as células humanas a produzir uma proteína presente no SARS-CoV-2, usada para obter entrada nas células.

Dessa maneira, o corpo gera uma resposta imune a essa proteína e, portanto, a capacidade do agente causador da COVID-19 de invadir as células humanas é reduzida.

No entanto, na melhor das hipóteses, o primeiro concluirá apenas as etapas de experimentação e certificação no último trimestre de 2020.

Pesquisadores de pelo menos cinco países estão trabalhando para verificar teorias de que as vacinas atuais, como a Bacille Calmette-Guerin (BCG) ou a vacina contra tuberculose, aumentam a capacidade do organismo de se defender contra a COVID-19.

Isso se baseia em evidências encontradas em experiências e estudos anteriores que sugerem que o BCG "treina" o sistema imunológico para reconhecer e reagir não apenas ao bacilo Koch, mas também a uma ampla variedade de bactérias, parasitas e vírus.

De acordo com um dos estudos em andamento com base no caso de 150.000 crianças vacinadas com BCG em 33 países, estas apresentaram 40% de infecções respiratórias agudas agudas do que as não vacinadas.

Uma relação semelhante também foi encontrada no caso de adultos mais velhos, que sofreram menos infecções respiratórias do que crianças não vacinadas.

89. Controle de doentes crônicos

Pacientes crônicos devem ser extremamente cuidadosos no caso de contrair COVID-19, principalmente se sofrerem de doenças ou receberem tratamentos que afetam o sistema imunológico.

O primeiro passo é ficar em quarentena ou isolamento em casa e não se expor ao contágio durante as compras. Essas tarefas precisam ser delegadas a alguém em que você confia.

Pacientes crônicos afetados pela COVID-19 que não desenvolveram sintomas que justifiquem a hospitalização devem continuar com seus tratamentos regulares e não alterá-los sem autorização médica.

No caso de pacientes diabéticos, recomenda-se monitorar os níveis de glicose, bem como a temperatura corporal, pelo menos três vezes ao dia.

Pacientes hipertensos e cardiovasculares devem manter o repouso e verificar a pressão arterial duas vezes ao dia, principalmente se houver sinais de desconforto respiratório ou pneumonia, uma condição que pode afetar a oxigenação cardíaca.

No caso de pacientes com doenças respiratórias, como enfisema, tuberculose e asma, recomenda-se que sejam colocados imediatamente em atendimento hospitalar, pois são um grupo com alto risco de complicações e mortalidade por COVID-19.

90. Vitaminas e nutrição

Existem vários ensaios e estudos em andamento para avaliar o impacto da insuficiência de vitaminas na vulnerabilidade do organismo à infecção por COVID-19.

No entanto, esses estudos até o momento não foram categóricos e, em grande parte, baseiam-se em experiências anteriores com outras doenças causadas por vírus como dengue e influenza.

Vários estudos parecem apontar que um aumento no consumo oral de vitamina D parece ajudar a reduzir a gravidade dos sintomas respiratórios em pacientes complicados com COVID-19.

Isso parece estar relacionado à capacidade da vitamina D como antiinflamatória nos tecidos pulmonares, bem como ao fato de o coronavírus e a influenza ou vírus influenza compartilharem características comuns.

Entre eles, destacam que os dois vírus são limitados à capacidade de sobreviver fora de um hospedeiro e sua mortalidade está relacionada principalmente a pneumonia grave.

Também é estudada a possível relação entre baixa exposição à luz solar, vital para a síntese de vitamina D no organismo, com o grande número de casos da COVID-19 registrados entre as populações da China, Coréia do Sul e Europa.

Este estudo também descobriu que a África e a América do Sul, onde a exposição ao sol é mais alta, parecem ter uma taxa muito mais lenta de infecção.

Os estudos propõem um aumento substancial na ingestão de vitamina D, de mais de 5.000 UI por dia, no caso de pessoas com menos de 50 anos.

No caso de adultos com mais de 50 anos em estado grave, propõe-se a ingestão de 10.000 UI por dia ou até 100.000 semanalmente, enquanto os sintomas da doença persistirem.

Em relação à vitamina C, tradicionalmente relacionada ao bom funcionamento do sistema imunológico, não há indicações de que um aumento em seu consumo proteja o organismo contra a COVID-19.

Isso foi verificado em pacientes críticos que receberam altas doses de vitamina C por via intravenosa, sem grandes variações em seu estado clínico.

O valor teórico da vitamina C como terapia para pacientes com COVID-19 baseia-se em um estudo de 2017 que encontrou uma redução substancial nas mortes de pacientes com sepse aos quais foi administrada uma alta quantidade de vitamina C combinada com corticosteróides e tiamina. .

Em 2019, verificou-se que pacientes com síndrome do desconforto respiratório agudo (SDRA) encontraram melhora com um tratamento com alta concentração de vitamina C.

Na China, está sendo realizado um estudo sobre essa vitamina e a COVID-19, cujos resultados podem estar prontos até setembro de 2020.

91. Gestão do estresse social e individual

A pandemia da COVID-19 causou um medo generalizado entre as sociedades em praticamente todos os países do mundo, especialmente naqueles com o maior número de infectados e mortes, como China, Itália, Espanha, França e Estados Unidos.

O isolamento social e as restrições à mobilidade individual durante a pandemia também contribuíram para aumentar o nível de estresse em grupos populacionais e indivíduos.

As principais preocupações da população são a questão econômica, devido ao fechamento de milhares de empresas e atividades das quais muitas famílias dependem.

Também a alteração das rotinas diárias e o medo de contrair a doença causam uma grande carga emocional nas pessoas.

Soma-se a isso a incerteza sobre a duração da pandemia e as mudanças permanentes ou duradouras que ela deixará na sociedade quando chegar ao fim. Também contribui para o estresse coletivo o excesso de informações, muitas vezes confusas ou contraditórias, sobre essa pandemia, nas redes sociais e na mídia.

Nesse sentido, a OMS recomendou aos governos e à mídia que trabalhem em campanhas para orientar a população no gerenciamento emocional da quarentena.

Isso inclui promover medidas de autocuidado, como dormir o suficiente, fazer exercícios em casa ou fazer alguma atividade física que ajude a drenar a tensão e melhorar o humor. A alimentação saudável e o excesso de açúcar, café e sal também são incentivados.

As campanhas também pedem para evitar o consumo de drogas, álcool e tabaco, pois aumentam a vulnerabilidade do corpo à COVID-19.

Uma medida importante é reduzir a exposição à Internet e à TV, bem como às redes sociais que expõem informações falsas sobre a pandemia.

92. Tratamentos naturais e tradicionais

No âmbito da luta contra a COVID-19, as autoridades chinesas permitiram o uso de alguns tratamentos tradicionais em pacientes moderados e graves, com bons resultados.

A empresa farmacêutica Shijiashazhuang Yiling patenteou um medicamento em cápsulas chamado Lianhua Qingwen (LHQW), baseado na Medicina Tradicional Chinesa (MTC), que, combinada com medicamentos ocidentais, deu bons resultados ao diminuir a intensidade dos sintomas.

Este medicamento já havia sido testado com sucesso durante a pandemia de SARS de 2003, que apareceu na China e se espalhou para 24 países.

Os ensaios clínicos indicam que o LHQW alivia sintomas respiratórios, como tosse seca, tosse com catarro e dificuldade respiratória. Também ajuda a reduzir a duração da febre e a intensidade da dispnéia. Atualmente, é usado em clínicas e hospitais chineses em pacientes com COVID-19 moderado e grave.

Após a experiência chinesa, no início de abril de 2020, países como Itália, Venezuela e Equador autorizaram o uso deste medicamento em pacientes com COVID-19.

Anteriormente, tinha autorização dos governos da Romênia, Macau, Tailândia, Canadá, Moçambique, Indonésia e Brasil, alguns dos quais foram utilizados na epidemia de SARS em 2003.

Outro medicamento tradicional usado na luta contra a COVID-19 é um cozimento à base de 20 plantas, usado na China como desintoxicante e para limpar os pulmões, chamado "Quing Fei Jie Du Tang". Esta culinária inclui plantas orientais, como tangerina, amêndoa, éfedra, gengibre e coentro.

O Escritório Geral do Comitê Nacional de Saúde e o Escritório da Administração Estatal de Medicina Tradicional Chinesa recomendam esse cozimento a hospitais que cuidam de pacientes com COVID-19.

Parte IX. Precaução individual e coletiva

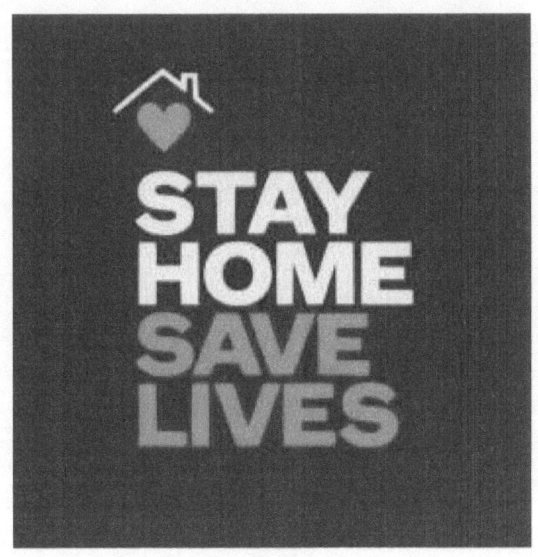

93. Cuidados segundo o clima

Até o momento, não foi encontrada uma relação clara entre o clima e a capacidade de contágio da COVID-19. Vários estudos indicam que o SARS-CoV-2 pode suportar facilmente temperaturas ambientais de 38°C e outros indicam que ele pode sobreviver por duas horas em temperaturas de até 60°C.

Onde parece haver um relacionamento, é o nível de exposição à luz solar, que favorece aqueles que vivem em áreas tropicais contra o contágio.

Nesse sentido, a OMS indicou que o atendimento a pacientes com COVID-19 e a população em geral em relação ao clima é o mesmo que o aplicado a outras doenças, como influenza e influenza.

Aqueles que vivem em climas frios devem tentar se aquecer o tempo todo e não se expor a banhos frios ou gelados, como precaução.

Por outro lado, aqueles que vivem em climas tropicais ou em áreas com altas temperaturas de verão são recomendados para manter a hidratação constante e tomar cuidado para não se expor demais ao sol.

94. Uso e tipo de máscaras

As máscaras ou protetores faciais usados na estrutura da pandemia da COVID-19 devem cobrir duas funções principais: proteger o pessoal de saúde que cuida de pessoas infectadas ou confirmadas em potencial e proteger pessoas saudáveis em seu ambiente normal de trabalho ou em casa. .

A maioria da população deve usar máscaras cirúrgicas ao sair, usar transporte público ou realizar qualquer atividade fora de locais onde há aglomeração ou presença de outras pessoas.

Máscaras cirúrgicas são as chamadas máscaras faciais usadas por médicos e enfermeiros em cirurgias e outras atividades de saúde. Como não filtram o ar inalado, não podem impedir a entrada de gotículas nasais expelidas por pessoas infectadas. No entanto, eles podem proteger contra respingos de sangue, muco e outros fluidos dessas pessoas.

Além disso, quando um paciente com COVID-19 usa uma máscara, o número de gotículas que entram no ar quando respiram ou tossem é bastante reduzido.

Por esse motivo, e como muitas pessoas podem estar infectadas e ainda não apresentarem sintomas, é importante que todos usem máscaras cirúrgicas ao sair para a rua ou ter contato com outras pessoas em casa ou no trabalho.

Outro tipo de máscaras muito úteis na pandemia da COVID-19 são as do tipo de filtro, que contêm um filtro capaz de fechar a passagem para micropartículas líquidas ou sólidas presentes no ar. Eles são fabricados em diferentes tipos e são classificados de acordo com o tamanho das partículas que podem ser filtradas. Sua eficiência de filtragem de partículas de entrada varia de 78% (FFPP1) a 98% (FFP3).

Esses filtros também têm uma alta capacidade de filtrar partículas de saída ao respirar e tossir, com taxas de vazamento de 22% nas máscaras FFP1 até apenas 2% nas do tipo FFP3.

As máscaras de filtragem das categorias FFP2 e FFP3 são consideradas as mais eficientes na prevenção da infecção pela COVID-19. Atualmente, uma das máscaras mais usadas no mundo é o tipo N95, com filtro e válvula de saída para evitar condensação.

No entanto, considerando que o coronavírus SARS-CoV-2 pode ter até 120 mícrons, alguns especialistas recomendam os modelos P100 e P200, que podem filtrar micropartículas de até 80 mícrons.

95. Lavagens à mão

A lavagem das mãos é uma das recomendações que a OMS e as entidades de saúde dos países com o maior número da COVID-19 infectados fizeram com mais ênfase.

Essa prática é especialmente importante porque foi descoberto que o coronavírus SAR-CoV-2 pode subsistir por muitas horas na maioria dos materiais para uso em massa nas cidades, como vidro, alumínio, aço, tecidos, papel, couro e látex. .

Para evitar o contágio ao tocar superfícies potencialmente infectadas do contato com fluidos corporais de uma infecção por COVID-19, é recomendável lavar as mãos várias vezes ao dia com bastante sabão e água quente.

É importante esfregar todos os espaços entre os dedos, sob as unhas e as costas das mãos por pelo menos 30 segundos e enxaguar com água em abundância. Além disso, eles devem ser secos com uma toalha limpa de uso único ou um lenço descartável.

A lavagem das mãos também deve ser feita após assoar o nariz, espirrar ou tossir, assim como sempre que você voltar da rua, usar transporte público ou um local de encontro público, como mercados e igrejas.

Também é recomendável fazê-lo se o dinheiro tiver sido adulterado.

Aqueles que cuidam de um paciente com COVID-19 ou com suspeita de infecção devem tomar muito cuidado na lavagem das mãos, além de usar máscaras e luvas.

96. Álcool gel

Verificou-se que o álcool a uma concentração de 60% ou mais é eficaz na destruição do coronavírus causando a COVID-19.

Nesse sentido, a OMS recomenda desinfetar com álcool concentrado os objetos e superfícies com os quais as pessoas têm mais contato em residências e espaços públicos.

Para a desinfecção de superfícies como ruas, paredes, veículos e grandes áreas urbanas, é recomendável usar uma solução à base de hipoclorito de sódio ou algum desinfetante antibacteriano para uso industrial.

Em relação ao uso de gel antibacteriano, os Centros de Controle de Doenças dos Estados Unidos e os órgãos de saúde da União Européia concordam que estes são úteis apenas como medida de desinfecção temporária quando você não pode lavar as mãos com água e sabão. .

É uma situação que ocorre frequentemente em regiões do planeta onde o serviço de água potável é irregular ou não existe. Nesse caso, recomenda-se o uso de gel antibacteriano com uma base alcoólica concentrada de pelo menos 60 a 70%.

Recomenda-se aplicar gel abundante nas palmas das mãos e esfregá-las por pelo menos 20 segundos, tentando espalhar o gel entre os dedos, sob as unhas e nas costas da mão.

97. Estilo de vida, exercício e saúde mental

Manter um estilo de vida saudável ajuda o corpo a ficar em forma e, portanto, aumenta sua capacidade de resistir a uma infecção viral como a COVID-19. No contexto da quarentena aplicada em muitos países, milhões de pessoas tiveram que ficar dias em casa, reduzindo assim sua atividade diária, tédio e outras formas de estresse devido à mudança na rotina normal.

Durante a quarentena, é importante distribuir o cronograma para manter algum tipo de atividade que permita distrair a mente e manter o corpo em forma.

Ler livros, aprender idiomas, assistir séries e filmes ou tentar aprender um novo hobby são algumas das recomendações feitas por psicólogos e especialistas em comportamento para aqueles que estão em quarentena.

Da mesma forma, é recomendável manter uma dieta completa e realizar algum tipo de exercício. É importante evitar cair em um consumo excessivo de gorduras e açúcares, que em combinação com um estilo de vida sedentário podem ter sérias conseqüências, como alterações na glicemia.

A vida familiar pode ser afetada por um longo isolamento, por isso é recomendável realizar atividades compartilhadas, como jogos, limpar a casa ou praticar algum tipo de hobby entre várias, a fim de evitar conflitos durante esse período.

98. Ventilação de casas e quartos

A ventilação de casas e espaços onde as pessoas infectadas com COVID-19 estão alojadas é essencial para evitar a concentração do vírus no ar.

O quarto do paciente deve ter ventilação contínua ou pelo menos 4 vezes ao dia, conforme recomendado pelos Centros de Controle de Doenças dos Estados Unidos.

A Agência de Proteção Ambiental dos Estados Unidos (EPA) apontou que dentro de uma casa fechada para o exterior, como ocorre nos invernos e verões mais intensos, a concentração de elementos poluentes pode exceder até 100 vezes a do ar externo.

Esses poluentes incluem fumaça de fogões e fornos, monóxido de carbono produzido por fogões e aquecedores a gás e outros, como óxido de nitrogênio e enxofre.

Outros elementos que são removidos com ventilação adequada são mofo, excesso de umidade, pêlos de animais, partículas de óleo e alimentos cozidos e poeira.

Por esse motivo, recomenda-se a ventilação de residências e quartos de pacientes com COVID-19 para reduzir a carga de poluentes no ar que podem agravar a tosse ou problemas respiratórios nesses pacientes. Além disso, a ventilação frequente desses espaços evita sintomas característicos do acúmulo de dióxido de carbono, como dores de cabeça e queda no metabolismo.

99. Casas para idosos e deficientes

Um dos principais problemas de saúde pública que a pandemia da COVID-19 trouxe é o grande número de mortes de idosos encontradas em casas de repouso.

Em países como a Grã-Bretanha e a Espanha, o número de idosos falecidos nessas casas cresce dia a dia e, em muitos casos, foi descoberto que os cuidadores os deixaram sozinhos no meio da quarentena.

Pessoas com mais de 60 anos de idade são o grupo com maior probabilidade de desenvolver complicações devido a uma infecção por COVID-19, por isso é urgente dar-lhes a maior proteção possível. Isso inclui o fornecimento de máscaras em quantidades suficientes e a restrição de visitas de familiares e amigos, para reduzir a exposição ao coronavírus.

Também é importante acompanhar pessoas que têm condições médicas subjacentes, como diabetes, hipertensão, insuficiência respiratória ou insuficiência cardíaca.

Por seu lado, as pessoas com deficiência enfrentam uma variedade de desafios em meio à pandemia. As pessoas afetadas por deficiências mentais geralmente têm problemas para se comunicar quando se sentem doentes ou para explicar seus sintomas ao pessoal de saúde.

Eles também podem ver seus problemas agravados pela ansiedade produzida pela pandemia, pelo isolamento social e pela mudança em seus hábitos diários.

A restrição à mobilização, produto das quarentenas sociais impostas em muitos países, pode ameaçar diretamente a continuidade de seus tratamentos e terapias.

Por sua vez, os deficientes físicos enfrentam os mesmos riscos que o restante da população quando infectados com COVID-19, exceto nos casos em que existem complicações que afetam seus sistemas renal, hepático, cardiovascular ou respiratório.

As agências de saúde devem garantir que essas pessoas tenham acesso às terapias e tratamentos de que precisam e monitorar de perto seu estado de saúde, antecipando quaisquer sinais de que foram infectados com COVID-19.

100. Mercados e supermercados

Em meio à quarentena social implementada mundialmente pela pandemia da COVID-19, os mercados de alimentos e os centros de distribuição continuaram a funcionar como um setor prioritário para a população.

O risco de contágio nesses locais aumenta à medida que a presença de um número maior de pessoas próximas umas das outras é permitida.

Por esse motivo, a OMS emitiu protocolos que recomendam que apenas um número limitado de pessoas entre nessas lojas por vez, mantendo uma distância de pelo menos 2 metros uma da outra e sempre usando máscara e luvas.

Mercados e supermercados são locais regularmente onde o cultivo de bactérias e patógenos é favorecido pelo grande número de produtos orgânicos e perecíveis vendidos lá.

No âmbito da pandemia, as entidades sanitárias locais, regionais e nacionais foram instruídas a realizar desinfecção regular destas com soluções à base de hipoclorito de sódio e álcool de alta concentração.

A desinfecção contínua de superfícies como balcões, portas de geladeira, caixas, prateleiras e qualquer item ou mobiliário que possa ser tocado pelo público a qualquer momento também deve ser garantida.

Mercados e supermercados devem, por razões de interesse coletivo, implementar um serviço de entrega em domicílio, para garantir o fornecimento de alimentos à população sem expô-los a um possível contágio.

101. Restaurantes e lanchonete

Dependendo do país, os restaurantes, cantinas e lojas que preparam refeições podem ou não ser considerados entre os setores prioritários que podem continuar a operar no meio da quarentena devido à pandemia da COVID-19.

No entanto, na maioria dos países, foram aplicadas restrições à operação desses locais, uma vez que favorecem a congregação de um público que pode exceder em muitos casos 15 pessoas por vez.

Como no caso de supermercados e mantimentos, em muitos países, as autoridades instaram os restaurantes a implementar serviços de entrega em domicílio, como forma de evitar expor as pessoas à COVID-19.

102. Cinemas e teatros

A operação de cinemas, teatros e sites de entretenimento de massa deve ser totalmente proibida no contexto da luta contra a pandemia de COVID-19. Esses locais concentram grande número de pessoas em um espaço pequeno, o que favorece o contágio.

Em praticamente todos os países que ficaram em quarentena devido ao COVID-19, foram emitidos regulamentos que ordenam o fechamento desse tipo de site de entretenimento.

A OMS enfatizou que qualquer site de entretenimento em que a multidão é um foco potencial de risco de propagação do coronavírus SARS-CoV-2.

Portanto, ele enfatizou o apelo às autoridades para que não favoreçam sua operação contínua até que o fim da pandemia seja declarado.

103. Elevadores e escadas

Recomenda-se evitar o uso de elevadores durante a pandemia da COVID-19, pois são pequenos espaços onde uma carga viral significativa pode ser concentrada se usada por uma pessoa doente que não está adequadamente protegida com uma máscara e luvas.

Embora os elevadores possuam sistemas de ventilação, na grande maioria dos casos, o fluxo de ar que produzem é insuficiente para renovar rapidamente o ar fresco.

Dessa forma, as gotículas emitidas pelo paciente ao respirar ou tossir podem ser mantidas por um longo período de tempo suspensas dentro dos elevadores.

O teclado ou o painel de controle de um elevador é outra fonte potencial de infecção se for usado por uma pessoa doente cujas mãos estão contaminadas pelo vírus.

Em edifícios onde seu uso é inevitável, a OMS recomenda limitar o número de pessoas que embarcam nos elevadores àquele que permite que uma distância de 1 metro se mantenha.

Também é recomendável desinfetar suas superfícies internas, especialmente os painéis de controle e botões de chamada em cada andar, várias vezes ao dia com soluções à base de álcool concentrado.

No caso de escadas, manuais e mecânicas, a prioridade é desinfetar os corrimãos o máximo de vezes possível e manter uma distância de 2 metros entre um usuário e outro.

104. Transporte público e privado

O transporte público é um dos sistemas que requer mais atenção das autoridades de saúde, devido ao fato de ser utilizado por um grande número de pessoas ao mesmo tempo.

Em locais onde a quarentena total foi declarada, o transporte público foi temporariamente suspenso, incluindo trens interurbanos, metrôs, ônibus e serviços de táxi. Nas cidades que ainda não restringem o uso de ônibus e metrô, as autoridades de saúde recomendam reduzir o volume de passageiros por carro ou unidade, a fim de manter uma separação pessoal adequada.

Também foi recomendado implementar sistemas de desinfecção para vagões, ônibus, táxis e qualquer outro veículo usado como meio de transporte em massa.

Por seu lado, o uso de transporte privado continua sendo uma maneira segura de se movimentar em meio à pandemia, desde que seu uso não viole as restrições ao trânsito de pessoas e veículos durante a quarentena.

105. Vôos e aereoportos

O transporte aéreo provou ser a principal via de difusão da COVID-19 da China para o resto do mundo.

Após o surgimento do primeiro surto da COVID-19 em Wuhan, China, entre o final de dezembro de 2019 e janeiro de 2020, muitos países rejeitaram as primeiras recomendações de cientistas e pesquisadores para limitar ou suspender vôos de e para a China. Isso encorajou milhares de pessoas, saudáveis e infectadas com ou sem sintomas, a viajar de um continente para outro.

Os primeiros casos registrados fora da China, na Coréia do Sul, Japão, Itália e outros países, foram geralmente de pessoas que viajaram para Wuhan e voltaram de avião. O primeiro caso nos Estados Unidos também foi de uma pessoa que retornou de avião da China.

Os aeroportos são talvez o maior problema de saúde que os governos enfrentam para controlar a chegada da COVID-19 aos seus territórios, como aconteceu com as pandemias anteriores, como AH1N1 e SARS. Nessas instalações, um grande número de pessoas se reúne por horas em espaços fechados, o que é uma fonte permanente de contágio.

Atualmente, a maioria dos países da Europa, América Latina e Estados Unidos mantém o fechamento de vôos internacionais, com exceção daqueles destinados a repatriar cidadãos ociosos em outros países.

Se, por algum motivo, você precisar viajar de avião, é importante usar equipamento de proteção, como máscara, máscara facial, luvas e traje de proteção, além de verificar a temperatura corporal e os sinais vitais.

Além disso, em aeroportos que mantêm operações para repatriamento de nacionais ou transporte de medicamentos e carga, testes rápidos devem ser aplicados à tripulação e passageiros da aeronave e as áreas de quarentena de viajantes presos pelo fechamento de fronteiras.

106. Portos e cruzeiros

Os cruzeiros turísticos apresentam um alto risco de contágio por doenças virais e bacterianas, por várias razões. Adicionado à concentração massiva de passageiros, mesmo milhares em alguns navios modernos, está o fato de seu interior ser uma espécie de ecossistema fechado, onde o ar potencialmente contaminado por vírus e patógenos recircula através de dezenas de cabines, salas e decks antes de ser renovado por fora.

No âmbito da pandemia da COVID-19, foram relatados vários casos de cruzeiros de luxo na Ásia, Europa e Estados Unidos, onde foi relatada a presença de passageiros infectados, muitos deles depois de visitar a China e outros países asiáticos.

Na maioria dos casos, não foi possível desembarcar passageiros para atendimento médico, devido à recusa de diferentes governos em permitir que esses navios atracassem em seus portos. Isso levou à morte de muitos passageiros doentes, principalmente os mais velhos.

Atualmente, a viagem de cruzeiro é praticamente proibida por motivos de saúde e à luz da experiência vivida no início da pandemia. Os portos de carga e descarga também são centros nervosos do ponto de vista epidemiológico.

Durante o pico da cadeia de contágio na China, todas as operações portuárias turísticas e comerciais foram fechadas e reabertas apenas em uma extensão limitada, pois o número de novos casos caiu em meados de abril.

No entanto, muitos países em desenvolvimento dependentes de importação não podem adotar esses tipos de medidas de fechamento de portos, porque essa é sua única via de entrada para alimentos e produtos básicos.

Nesses casos, a OMS recomendou a implementação de costumes sanitários para a inspeção das tripulações e a desinfecção dos equipamentos e cargas que chegam a bordo dos navios.

As pessoas que precisam viajar de navio passam por uma rigorosa triagem antes do embarque e devem cumprir um período de quarentena na chegada.

107. Escolas e Universidades

O setor educacional é outro ponto-chave na prevenção à saúde da COVID-19, motivo pelo qual praticamente em meados de março todos os países do mundo haviam ordenado a suspensão das aulas do nível inicial ao nível universitário.

A OMS enfatizou a importância disso, porque, embora os adultos acima de 60 anos apresentem maior risco de complicações da COVID-19, os jovens têm as mesmas possibilidades de serem infectados que os adultos mais velhos.

Além disso, foram relatadas mortes de jovens de poucos meses a 18 anos e muitos dos infectados estão na faixa de 25 a 49 anos.

A disponibilidade da Internet e recursos eletrônicos para gerenciamento de informações permitem que a educação de crianças e jovens continue em casa, por meio de aulas virtuais e aprendizado online.

No âmbito da pandemia da COVID-19, mais de 130 países implementaram uma suspensão de aulas presenciais e sua continuação em salas de aula virtuais ou eletronicamente.

Dessa forma, são garantidas a continuidade e a conclusão dos períodos regulares do ensino fundamental e médio, bem como o avanço dos cursos universitários de graduação e pós-graduação.

Nesse sentido, a OMS recomendou que os países que ainda não implementam aulas on-line procurem alternativas que permitam a educação de crianças e jovens em suas casas e evitem expô-los a um contágio maciço se freqüentarem escolas e universidades durante o período da pandemia.

Parte X. Resumo dos fatos e controvérsias clínicas

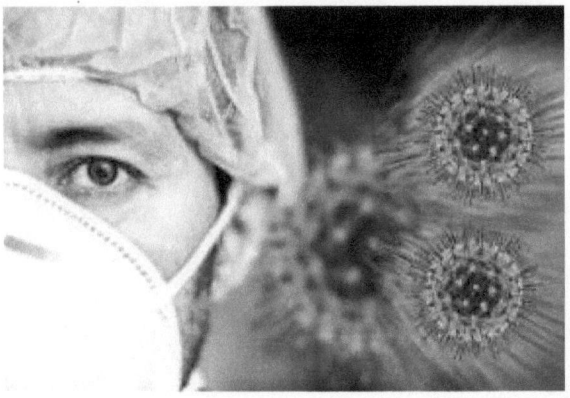

Nesta última parte do segundo volume do livro, o autor dedica-se a esclarecer alguns pontos controversos sobre evolução clínica, diagnóstico, tratamento e medidas de prevenção, para complementar todas as informações já expostas.

O livro termina com uma visão das possíveis perspectivas para o futuro do mundo após o controle da infecção por SARS-CoV-2 e a doença da COVID-19

108. Explicações sobre a COVID-19

Lavar as mãos com sabão, hipoclorito de sódio e álcool anti-séptico remove o vírus

Esses três métodos são eficazes na remoção do vírus, desde que bem aplicados. No caso das mãos, a lavagem deve durar pelo menos 30 segundos, esfregando bem as costas e os espaços entre os dedos.

O hipoclorito de sódio é muito útil para esterilizar superfícies potencialmente contaminadas pelo contato de uma pessoa infectada. No caso do álcool anti-séptico, só é eficaz se sua concentração for superior a 60%, é capaz de inativar o vírus após 1 minuto.

Quarentena, distanciamento social e uso de máscaras evitarão nos infectar

A infecção por COVID-19 ocorre quando as gotículas nasais emitidas por um paciente ao tossir, respirar ou espirrar atingem as membranas mucosas (nariz, boca, conjuntiva) de uma pessoa saudável.

Embora pareçam simples, essas três medidas usadas em conjunto são muito úteis para reduzir a possibilidade de contágio, cortando o ciclo de transmissão pessoa a pessoa do SARS-CoV-2.

As máscaras são mais úteis para conter grande parte das gotículas carregadas de vírus expelidas por pessoas infectadas, com ou sem sintomas de COVID-19. A distância social e a quarentena em casos suspeitos, especialmente, ajudam a retardar a propagação de infecções entre grupos de pessoas, muito importante em centros povoados e grandes cidades.

Os infectados sem sintomas podem transmitir SARS-CoV-2

Uma pequena porcentagem de pessoas infectadas com SARS-CoV-2 não se desenvolve ou leva mais tempo para mostrar sintomas visíveis da doença. No entanto, eles podem se espalhar para outras pessoas próximas através de gotículas respiratórias que o infectado expele ao falar, respirar ou espirrar.

Alguns estudos concluíram que uma pessoa infectada pode transmitir a doença a outras pessoas entre 2 a 5 dias antes de mostrar qualquer sintoma. Além disso, verificou-se que a carga viral desses pacientes assintomáticos é semelhante à dos pacientes com sintomas leves ou moderados.

É uma gripe simples que ataca pessoas idosas com baixas defesas.

As estatísticas coletadas na China e na Espanha, países fortemente afetados pela pandemia, indicam que o maior número de infectados estava localizado na faixa etária entre 20 e 79 anos, com uma taxa de infecção muito baixa entre os 0 a 19 anos. Portanto, considera-se que o SARS-CoV-2 pode infectar pessoas de qualquer idade, mesmo que estejam com boa saúde e seu sistema imunológico esteja funcionando corretamente.

Somente idosos e pessoas com condições médicas anteriores se complicam e morrem

As estatísticas gerenciadas pela OMS indicam que a maior taxa de complicações e mortalidade por COVID-19 ocorre entre o grupo de pessoas com mais de 60 anos ou com doenças subjacentes, como diabetes, hipertensão ou doenças cardiovasculares. No entanto, essa mortalidade não se limita exclusivamente a esse grupo, pois também há uma grande porcentagem de pessoas infectadas com idades entre 20 e 59 anos.

Crianças e jovens saudáveis são menos suscetíveis à doença da COVID-19

Embora as estatísticas de casos relatados em todo o mundo indiquem uma menor incidência da doença entre crianças de 0 a 10 anos, isso não implica que elas sejam menos vulneráveis à infecção ou possam desenvolver complicações.

A possibilidade de contágio foi igual a todas as idades, independentemente de haver ou não condições médicas anteriores. Em muitos países, crianças com sintomas respiratórios não são testadas, o que pode afetar as estatísticas da COVID-19 nesse grupo.

Atualmente, existem vários estudos em andamento para identificar se existe algum tipo de mecanismo natural que é mais resistente a organismos jovens em adultos e idosos contra invasão celular pela SARS-CoV-2.

Diferença entre resposta inflamatória protetora e hiperinflamatória

Como reação inicial a uma infecção ou lesão, o corpo ativa um mecanismo imunológico inflamatório que ajuda a repelir patógenos e reparar tecidos.

No caso de pessoas infectadas com COVID-19 que desenvolvem sintomas leves ou moderados, existe algum tipo de inflamação nos tecidos pulmonares, que são os primeiros a serem atacados pelo coronavírus SARS-CoV-2. Esta inflamação visa proteger o corpo contra a progressão desta infecção.

No entanto, em muitos casos, o COVID-19 causa uma resposta hiperinflamatória que praticamente inunda os pulmões com líquido, o que, por sua vez, leva à falência de órgãos e à morte.

Essa reação é semelhante ao que acontece em pacientes com doenças autoimunes avançadas ou que sofrem de infecções graves.

Os pacientes com COVID-19 podem passar de sintomas semelhantes a um quadro viral normal a sofrer um processo inflamatório extremo em um período muito curto de tempo. Além dos pulmões, outros órgãos como o coração também são afetados por esse processo hiperinflamatório.

O uso de alguns medicamentos para o tratamento da artrite reumatóide, como o tocilizumabe, deu bons resultados em pacientes gravemente enfermos que estavam iniciando um processo inflamatório grave.

Na maioria dos casos, foi necessário intubá-los após a função pulmonar normalizada com o uso desse medicamento.

Tempestade de citocinas e linfo-histiocitose hemofagocítica

A COVID-19 provoca uma resposta imune exagerada e descontrolada chamada "tempestade de citocinas" em pacientes gravemente enfermos. Na luta contra o agente infeccioso, o sistema imunológico destrói as células do epitélio pulmonar, fazendo com que os pulmões fiquem inflamados e se encham de líquido e catarro. Por sua vez, isso causa insuficiência respiratória ou sepse que pode ser fatal.

Acredita-se que a tempestade de citocinas tenha sido responsável por muitas mortes nas pandemias espanholas de gripe de 1918 e SARS em 2003. A autópsia de alguns que morreram da COVID-19 mostrou que eles sofriam de uma síndrome hiperinflamatória conhecida como linfohistiocitose hemofagocítica secundária (SHLH). O SLHS pode aparecer em adultos afetados por infecções virais, que sofrem de hipercicinemia fulminante, além de falência de vários órgãos ao mesmo tempo, incluindo os pulmões, com resultados fatais.

Eixo da renina angiotensina aldosterona: ECR vs ECAII

O eixo renina-angiotensina-aldosterona (SRAA) é uma cascata de peptídeos vasoativos que participam de processos fisiológicos importantes.

O SARS-CoV-2 entra nas células epiteliais do pulmão usando a enzima de conversão da angiotensina 2 (ECAII) como um receptor.

A enzima ECAII participa fisiologicamente da função do RAAS, mas também funciona como um receptor para o coronavírus. De fato, considera-se que a falta de receptores ECAII em crianças e jovens saudáveis poderia explicar por que o COVID-19 não parece afetá-los tanto quanto nas faixas etárias mais velhas.

Alguns especialistas questionaram a conveniência de continuar administrando medicamentos hipertensivos, que atuam como inibidores do eixo RAAS, em pacientes com COVID-19.

A opinião é que não está claro como os bloqueadores do RAAS afetam os níveis e a atividade da ECAII e, portanto, em vez de melhorar a resistência do paciente à infecção, o efeito oposto pode ser alcançado.

No entanto, outros autores consideram que a remoção desses bloqueadores pode comprometer a saúde dos pacientes com COVID-19 com complicações anteriores, como insuficiência cardíaca, infarto do miocárdio e outras doenças cardíacas crônicas,

Ajuda a interromper os tratamentos para hipertensão, diabetes e artrite reumatóide?

Em pacientes com diabetes e hipertensão, o COVID-19 pode causar desequilíbrios graves com risco de vida, portanto, não é aconselhável alterar ou suspender o tratamento para controlar essas condições.

Para doenças autoimunes como artrite reumatóide e outras que requerem tratamentos com corticosteróides, os médicos descobriram que alguns medicamentos interrompem a resposta inflamatória do organismo à infecção por COVID-19.

Isso pode ser útil em casos graves em que há inflamação perigosa dos tecidos pulmonares. De qualquer forma, a interrupção desses medicamentos dependerá exclusivamente da decisão do médico assistente.

Perda do olfato e paladar como sintoma inicial

Os pacientes com COVID-19 em todo o mundo relataram perda quase total do olfato e paladar no início da doença, mesmo antes dos sintomas mais comuns, como febre, tosse seca, cansaço e dificuldade em respirar.

Um estudo publicado em abril de 2020 na Califórnia, Estados Unidos, confirmou que a perda desses sentidos era comum em 80% das pessoas afetadas pela COVID-19. No entanto, também foi constatado que os pacientes recuperaram o paladar e o cheiro 2 a 4 semanas após a infecção.

Sinais de alerta úteis para pacientes menores isolados em sua casa para evitar morrer em casa

Pacientes com condições leves que estão em quarentena em casa requerem apenas descanso, hidratação e boa nutrição durante o período de 2 a 4 semanas, que pode levar algum tempo para a infecção por coronavírus desaparecer.

No entanto, se a qualquer momento aparecerem sintomas como vertigem, tons de azul nas unhas e lábios, dor no peito e dificuldade em respirar, procure ajuda médica imediatamente, pois são sinais de possíveis complicações nos pulmões e no sistema circulatório.

Diferenças na patogênese, clínica e tratamento entre as fases da COVID-19

A COVID-19 apresenta algumas diferenças importantes em relação a outras doenças por coronavírus, como SARS e MERS. O primeiro é a sua taxa de contágio muito alta, que contrasta com a sua baixa taxa de mortalidade.

A mortalidade por COVID-19 está entre 1,5 e 2,4% dos casos, em comparação com SARS e MERS, que apresentaram taxas fatais de 11 e 30%, respectivamente. Embora os sintomas iniciais sejam semelhantes (febre, tosse seca e falta de ar), a COVID-19 também inclui perda de olfato e paladar, dor de estômago e vertigem.

Como a maioria dos pacientes com COVID-19 apresenta sintomas leves, eles podem descansar em casa, enquanto na SARS e MERS todos os afetados apresentaram sintomas graves que justificaram sua hospitalização imediata.

Todas as pneumonias requerem raios-X, ultrassonografia e tomografia

O protocolo para atendimento de pacientes com COVID-19 indica que eles devem fazer uma radiografia de tórax e um exame de oxigênio no sangue como forma de avaliar se estão em risco de complicações respiratórias, como pneumonia.

Pacientes com pneumonia devem ser submetidos a estudos radiológicos e de ultrassom para monitorar os danos nos pulmões da COVID-19.

Esses estudos também permitem saber quanta superfície pulmonar foi afetada pelo acúmulo de fleuma e inflamação do epitélio pulmonar, além de determinar o nível de evolução e resposta aos tratamentos aplicados.

Diferença entre RT-PCR e testes de diagnóstico rápido para SARS-CoV2

O teste RT-PCR ou "Reação em Cadeia da Polimerase" é usado para diagnosticar a presença de infecção, detectando um fragmento do material genético do patógeno causador, seja um vírus ou uma bactéria.

No caso da COVID-19, o teste RT-PCR é aplicado a amostras colhidas no trato respiratório superior do paciente. O objetivo é detectar um fragmento genético do SARS-CoV-2, ou seja, uma molécula de RNA correspondente a esse coronavírus.

O teste de RT-PCR requer várias horas para mostrar o resultado, mas tem uma alta taxa de acerto.

Os testes de diagnóstico rápido não detectam a presença do coronavírus que causa a COVID-19, mas detectam os anticorpos produzidos pelo organismo infectado pelo SARS-CoV-2, através de um método visual e reativo baseado em cores, semelhante aos testes de gravidez. Apenas uma amostra de sangue precisa ser analisada. O resultado é obtido em apenas 15 minutos.

Procalcitonina como marcador de infecção bacteriana

A procalcitonina é um polipeptídeo sérico presente em pequenas quantidades no plasma sanguíneo, que aumenta consideravelmente seu nível logo após a ocorrência de uma infecção bacteriana sistêmica grave, como meningite, choque séptico ou sepse.

Nos casos de infecções bacterianas localizadas, como pielonefrite e pneumonia, seu nível aumenta moderadamente, enquanto permanece estável nos casos de infecção viral ou colonização bacteriana.

Por esse motivo, a procalcitonina (PCT) é atualmente considerada o melhor marcador para a presença de infecções bacterianas, excedendo efetivamente a contagem de leucócitos, proteína C reativa ou interleucinas.

Diferença entre sintomas extrapulmonares e falência de múltiplos órgãos

A presença de dor abdominal, diarréia e vômito foi relatada por muitos pacientes com sintomas leves a moderados de COVID-19 durante a fase inicial da doença.

Uma porcentagem deles não desenvolveu outros sintomas da COVID-19, como febre, tosse ou dificuldade respiratória, mas manteve problemas abdominais durante toda a convalescença.

Em pacientes graves, os principais problemas não relacionados aos pulmões foram insuficiência renal, insuficiência hepática, miocardite e problemas neurológicos derivados da hipertensão.

Preditores de gravidade ou mortalidade que permitem realizar ações médicas avançadas

Diferentes estudos de caso da COVID-19 na China e na Europa concluem que há um conjunto de preditores de gravidade ou mortalidade entre pacientes infectados que devem ser considerados pelas equipes médicas ao decidir sobre o tratamento a ser aplicado. Isso inclui a idade do paciente, a presença de condições ou doenças médicas subjacentes, o aparecimento de infecções secundárias e o aparecimento de indicadores inflamatórios elevados nos exames de sangue.

Outros preditores de gravidade ou mortalidade são leucocitose, elevação da alanina amino transferase (ALT) e lactato desidrogenase (LDH), aumento do tempo de protrombina e elevação dos níveis de procalcitonina, ferritina sérica ou interleucina. Pacientes com escores SOFA mais altos também desenvolveram complicações graves ou fatais.

Quando usar o olseltamivir e outros antivirais?

Como a COVID-19 é uma doença aguda autolimitada, muitos pacientes com sintomas leves a complicados estão recebendo tratamentos antivirais como estratégia para reduzir a duração dos sintomas e reduzir sua gravidade. Este tipo de estratégia foi utilizado com sucesso no passado em doenças como Ebola, Hepatite B e Ce, HIV e SARS.

Atualmente, existem mais de 30 medicamentos antivirais em julgamento para determinar sua eficácia contra a COVID-19, mas todos os pesquisadores concordam que eles são mais eficientes se aplicados quando os primeiros sintomas aparecem.

Uso de ivermectina ou nitazoxanida

A ivermectina tem sido usada com sucesso no tratamento dos vírus da dengue, zika e influenza e tem a vantagem de ter poucos efeitos colaterais. Um estudo realizado por pesquisadores australianos indica que, aplicado em culturas de células infectadas, esse medicamento reduz consideravelmente a carga do coronavírus SARS-CoV-2 em apenas 24 horas. Além disso, em 48 horas essa carga desaparece completamente ou a propagação cessa.

No entanto, nenhum teste foi realizado em humanos infectados com SARS-CoV-2 e a dose necessária para obter um resultado semelhante ao laboratório ainda é desconhecida. Por seu lado, existem propostas para o uso do nitazoxanida antiparasitário em casos leves de COVID-19. Este medicamento já foi utilizado com resultados promissores no tratamento da hepatite C.

Uso de azitromicina, cloroquina e hidroxicloroquina

A cloroquina é um medicamento usado no tratamento de malária e doenças autoimunes, como lúpus ou artrite reumatóide, que parece ter um efeito antiviral contra a SARS-CoV-2, pois altera o pH dos lisossomos celulares, onde o vírus se multiplica. . Também possui efeitos anti-inflamatórios que reduzem a chance de danos nos pulmões causados pela tempestade de citocinas.

A hidroxicloroquina é um medicamento à base de cloroquina, mas com algumas diferenças químicas. No entanto, seu uso não foi aprovado pela OMS, embora o governo dos EUA o tenha aprovado sob um decreto de emergência sanitária no final de março de 2020.

Ambos os medicamentos podem causar efeitos colaterais como dor de cabeça, perda de apetite, vômitos e erupções cutâneas, e combinados à azitromicina podem causar arritmias cardíacas.

Utilidade de plasma fresco ou imunoglobulinas de pacientes recuperados

Atualmente, estão sendo realizados estudos para determinar se o plasma sanguíneo fresco e as imunoglobulinas extraídas de pacientes recuperados da COVID-19 podem ser úteis para aumentar a resposta imune de pacientes saudáveis ou diminuir os sintomas nos infectados. Isso se baseia em algumas experiências anteriores com o Ebola, bem como no combate à varicela.

Durante o mês de abril, empresas nos Estados Unidos e na Europa avançam na coleta de plasma de pacientes recuperados da COVID-19, ricos em anticorpos. Eles esperam ter a primeira terapia baseada em imunoglobulina contra a SARS-CoV-2 após julho de 2020.

Temporariamente, EUA autorizou a transfusão de plasma de pacientes recuperados para pacientes muito graves, como uma medida extrema para salvar suas vidas, estimulando demais o sistema imunológico.

Uso de interferons, anticorpos monoclonais e imunoglobulinas intravenosas

Os interferons estão sendo testados e aplicados no tratamento da COVID-19 como uma maneira de estimular rapidamente a capacidade do organismo de reagir a infecções por vírus como o SARS-CoV-2. Os anticorpos monoclonais são utilizados há anos no tratamento do câncer e recentemente surgiram como uma maneira eficaz de combater o Ebola.

Cientistas italianos estão estudando como obter anticorpos monoclonais específicos para SARS-CoV-2, que exigirão um tempo menor que o desenvolvimento de uma vacina. As células B de pacientes recuperados da doença são usadas para isso.

Por seu lado, as imunoglobulinas intravenosas têm sido úteis no combate a infecções em pacientes em choque séptico ou sepse e agora estamos investigando como usá-las para atacar especificamente o SARS-CoV-2.

Os Estados Unidos autorizaram essa pesquisa e trabalham com algumas empresas europeias para produzir plasma convalescente, rico em anticorpos, retirado de pacientes recuperados da COVID-19.

Troponinas, enzimas, dano endotelial, dano cardíaco e infarto agudo do miocárdio

Em pacientes mais velhos com COVID-19 com doença cardiovascular subjacente, estes foram encontrados para mostrar sinais de aumento do dano no tecido cardíaco que poderia levar a dano agudo do miocárdio.

A tempestade de citocinas causada por infecção pulmonar em muitos casos causou a morte por miocardite fulminante. Verificou-se também que a COVID-19 causa tensão aumentada nos tecidos do coração pela queda nos níveis de oxigênio no sangue devido ao envolvimento dos pulmões.

Prioridade da proteção do pessoal antes de uma parada cardiorrespiratória

O pessoal de saúde fora do centro de saúde, como ambulâncias e serviços similares, deve ser protegido com roupas de proteção individuais antes de atender qualquer paciente suspeito ou confirmado de COVID-19 que sofre de parada cardiorrespiratória (PCR).

Todos os procedimentos de ressuscitação devem ser evitados se o pessoal não tiver o equipamento básico de proteção individual, como máscara, óculos, luvas e bata. A prática de verificar a respiração do paciente ou aplicar respiração boca a boca deve ser evitada o tempo todo. O uso de um desfibrilador pode ressuscitar rapidamente o paciente e evitar aplicar compressões torácicas e respiração boca a boca. Se isso não acontecer, você deve se limitar a aplicar apenas compressão torácica.

Em ambientes hospitalares, o pessoal da área de saúde deve usar todos os dispositivos de proteção contra a transmissão da COVID-19 e buscar intubação orotraqueal o mais rápido possível ao realizar compressões torácicas ou aplicar um desfibrilador.

Melhore as vias aéreas quando está desempregado: máscaras laríngeas e intubação endotraqueal

Pacientes com COVID-19 que necessitam de suporte respiratório por PCR podem infectar os profissionais de saúde recebendo respiração boca a boca, intubação traqueal, traqueostomia, ventilação não invasiva ou ventilação com máscara de bolsa.

Se uma máscara laríngea for usada, um filtro deve ser aplicado a ela para impedir que as gotículas respiratórias do paciente escapem para o ar. O mais rapidamente possível, deve-se prestar assistência respiratória com intubação endotraqueal, tentando usar sempre elementos de proteção individual, como máscara, máscara facial, luvas e bata completa.

Na ressuscitação cardíaca: desfibrilação, técnica de massagem cardíaca com pronação, medicação

A alta capacidade de contágio da COVID-19 exige a alteração dos métodos utilizados para a ressuscitação de pacientes em parada cardiorrespiratória, a fim de proteger os profissionais de saúde.

Os procedimentos de reanimação realizados fora do ambiente hospitalar devem basear-se, tanto quanto possível, no uso de desfibriladores externos automáticos (DEA), em vez das tradicionais massagens cardíacas ou técnicas de compressão manual. Isso aumenta a possibilidade do paciente reagir e evitar ter que manter mais contato físico.

Dentre os procedimentos adotados para auxiliar a respiração de pacientes com insuficiência respiratória aguda, destaca-se a posição prona. Isso alivia a pressão sobre os pulmões e ajuda a aumentar o nível de oxigênio no sangue, reduzindo a necessidade de intubar o paciente.

Em muitos casos de pacientes graves com COVID-19 que sofreram parada respiratória em pronação, foi aplicada uma técnica semelhante à usada para ressuscitação de lactentes.

Nesse caso, uma superfície dura é colocada sob o peito do paciente enquanto aplica pressão rápida ou uma série de golpes nas costas, para obter uma compressão torácica que ajuda o coração a sair da arritmia ou recuperar o batimento cardíaco.

A medicação de um paciente COVID-19 submetido a ressuscitação cardiopulmonar é uma questão delicada. Alguns pacientes estão sendo tratados experimentalmente com cloroquina e similares e sofreram arritmias cardíacas; portanto, se eles passarem por uma PCR, não é recomendável continuar aplicando este medicamento para evitar maiores danos.

Até agora, os médicos concordaram com a importância dos pacientes com COVID-19 com problemas cardíacos continuarem recebendo medicamentos para essas condições, a fim de reduzir a chance de aumentar os danos ao coração e aos vasos.

Antes do dano cardíaco: ecocardiograma, angiografia coronária intervencionista e trombólise

Uma das lições aprendidas com a pandemia da COVID-19 é que pacientes com condições subjacentes anteriores, como hipertensão ou síndrome coronariana aguda (SCA), apresentam alto risco de complicações graves e até morte.

Isso forçou os profissionais de saúde a repensar os protocolos estabelecidos para o atendimento de pacientes coronarianos afetados pelo COVID-19.

Uma grande porcentagem de casos graves dessa doença está relacionada a pacientes com doenças cardíacas, que geralmente apresentam uma elevação de troponinas entre 8 e 12%.

Eles também enfrentam o risco de desenvolver miocardite.

Por esse motivo, os serviços de saúde devem priorizar o uso de procedimentos não invasivos ao avaliar clinicamente um paciente com risco de SCA ou dano cardíaco afetado pela COVID-19.

Deve-se tomar cuidado ao decidir realizar angiografia coronária intervencionista ou qualquer procedimento invasivo, e os especialistas recomendam realizá-la somente se houver suspeita de SCA de alto risco ou recorrência de isquemia, mesmo quando o tratamento for aplicado.

No entanto, o mais importante e recomendado é fazer esse tipo de procedimento apenas se o paciente afetado pela COVID-19 tiver um bom prognóstico em seu quadro infeccioso.

Ajuda ao efeito imunomodulador das estatinas: própolis, gotas homeopáticas e levamisol

Uma estratégia proposta na luta contra a COVID-19 é aplicar drogas anti-inflamatórias juntamente com estimulantes do sistema imunológico ou imunoestimuladores. A droga anti-helmíntica Levamisole foi considerada por suas propriedades imunomoduladoras, que ajudam a aumentar o número de linfócitos e a fortalecer a capacidade de defesa do corpo.

Também pode se ligar à protease do tipo papaína (PL-pro) presente na superfície do SARS-CoV-2 e reduzir sua capacidade de infectar células humanas. Também existem propostas para o uso de produtos naturais, como a própolis, produzida por abelhas, com alto teor de ferro, alumínio e substâncias anti-sépticas.

Adicionado a isso é o uso de gotas homeopáticas à base de plantas que, durante séculos, demonstraram ter propriedades para ajudar o sistema imunológico. No entanto, essas terapias são consideradas alternativas e não atacam diretamente a infecção por COVID-19, mas apenas ajudam o corpo a ter maior resistência a doenças em geral.

Aumentar as defesas: vitamina D, soro do complexo B e overdose de vitamina C

Embora nenhuma relação direta tenha sido encontrada entre a ingestão de vitaminas e a proteção contra a infecção por SARS-CoV-2, alguns estudos sugerem que o tratamento com altas doses de vitamina D pode ajudar a diminuir a taxa de infecção em adultos. jovens e idosos.

Isso se baseia em estudos realizados sobre a incidência de casos em países com menos ou mais exposição à luz solar, que descobriram que os países tropicais tendem a apresentar uma taxa de contágio muito menor do que os países do hemisfério norte.

O consumo do complexo de vitamina C ou B parece não ter maior incidência no tratamento da COVID-19, embora seja recomendado o seu consumo para manter um sistema imunológico saudável.

Vacinas eficazes podem estar disponíveis em menos de 2 anos

Especialistas de todo o mundo garantem que o SARS-CoV-2 não pode ser totalmente erradicado, por isso há uma necessidade urgente de criar uma vacina para proteger a população. Em janeiro de 2020, o genoma do coronavírus SARS-CoV-2, responsável pela COVID-19, foi lançado e os primeiros experimentos foram iniciados para criar uma vacina contra essa doença.

Mais de 25 empresas e laboratórios ao redor do mundo estão trabalhando no desenvolvimento de uma vacina eficaz contra a COVID-19, com o apoio de governos e instituições públicas e privadas. Estima-se que a primeira vacina esteja pronta em 18 meses, ou seja, para o segundo semestre de 2020.

Graças à colaboração internacional, esse período é muito menor do que o normalmente necessário em uma nova vacina, o que pode exigir até 10 anos de pesquisa e testes.

A COVID-19 afeta a gravidez, o parto e o recém-nascido?

Estudos realizados em Wuhan, China, mulheres grávidas infectadas com COVID-19 não encontraram sinais de transmissão do vírus da mãe para o feto durante a gravidez. Isso implica que a formação do feto não é afetada pelo SARS-CoV-2, nem existe risco direto de o recém-nascido contrair a infecção pela via uterina. No entanto, se houvesse mortes de mulheres grávidas que, antes de contrair a COVID-19, já haviam desenvolvido complicações da gravidez, como diabetes gestacional ou pressão alta.

Casos de contágio também foram registrados em bebês com menos de 1 ano, que em alguns casos desenvolveram sintomas graves. Nas gestantes com sintomas leves ou assintomáticos, o parto poderia ser realizado normalmente, mas as com complicações respiratórias precisavam ser submetidas a cesarianas para evitar riscos à vida da mãe e do filho.

As crianças infectadas terão problemas psicomotores e de desenvolvimento mental?

Até o momento, não se sabe se a COVID-19 deixa consequências a longo prazo no desenvolvimento intelectual e psicomotor de crianças infectadas, embora existam vários estudos em andamento sobre esse tópico.

Sabe-se que a COVID-19 apresenta algumas complicações neurológicas, como perda de paladar e olfato, que geralmente se recuperam 2 a 4 semanas após o término da infecção. Até 36% dos infectados apresentam essa perda de paladar e olfato ou outra manifestação neurológica, como vertigem e dor de cabeça. Em casos graves, foi relatada perda involuntária do controle da respiração.

Os pacientes recuperados são imunes ao SARS-CoV-2?

Os hospitais da China e Coréia do Sul que cuidavam de pacientes com COVID-19 no auge da pandemia relataram casos de reinfecção em pacientes que receberam alta.

Atualmente, existem vários estudos em andamento que parecem indicar que o corpo humano não desenvolve imunidade total contra a COVID-19; portanto, pacientes em recuperação foram recomendados a seguir medidas de higiene sanitária e prevenir infecções, principalmente se mantiverem contato com pessoas doentes com COVID-19 em suas casas.

Os pacientes recuperados podem parar o isolamento e usar máscaras?

Devido à possibilidade de pacientes recuperados serem reinfectados com COVID-19, a OMS recomendou que os pacientes que receberam alta continuassem a aplicar medidas preventivas contra o contágio. Isso inclui o uso de máscaras e luvas ao sair e manter a distância social recomendada do resto da população.

Além disso, verificou-se que alguns pacientes com sintomas leves de COVID-19 continuaram contagiosos por até 8 dias após o término dos sintomas. Por esse motivo, recomenda-se que os pacientes recuperados mantenham isolamento social e medidas de precaução por pelo menos mais 14 dias, principalmente se compartilharem um lar com pessoas não infectadas.

Deixa sequelas funcionais ou fibrose pulmonar em pacientes recuperados

Estudos realizados nos pulmões de pacientes graves com COVID-19 ou falecidos mostram graves danos aos vasos pulmonares, brônquios e bronquíolos como resultado da doença. A COVID-19 destrói primeiro as células ciliadas do epitélio pulmonar, responsável por "varrer" bactérias, poeira e células mortas dos pulmões. Isso causa um sério acúmulo de catarro e líquido neles.

Em casos graves e fatais, verificou-se que os pacientes perderam até 70% de sua capacidade respiratória devido à formação de placas denominadas "opacidade em vidro fosco" e inflamação do tecido epitelial do pulmão.

Também foi determinado que, quanto mais a inflamação ou pneumonia pulmonar durar, maior o dano permanente aos tecidos pulmonares.

109. O mundo depois da COVID-19

Entre todas as pandemias registradas na Era Moderna, a doença COVID-19 causada pelo coronavírus SARS-CoV-2 é sem dúvida a que marcou as estruturas sociais mais profundas e extensas do planeta. O grau de infecção alcançado pela COVID-19 era notório. Em abril de 2020, já havia atingido 2,4 milhões de pessoas em 225 países e territórios e causado 164.000 mortes.

A reação dos governos e da população à pandemia causou uma profunda mudança no funcionamento da sociedade e da economia, afetando mais de 4,5 bilhões de pessoas. Pela primeira vez desde a peste negra medieval, países inteiros ordenaram a quarentena total de suas grandes cidades, a cessação de atividades comerciais ou industriais não essenciais e a aplicação de medidas sanitárias estritas para aqueles que tiveram que sair para comprar comida, comida ou trabalho.

O mais lamentável foi a morte maciça de idosos em países como Itália e Espanha, muitos deles em casas de repouso, onde esperavam chegar com calma ao fim de suas vidas. A equipe médica foi gravemente atingida pela COVID-19, com milhares de médicos e enfermeiros doentes ou mortos em todo o mundo em apenas alguns meses.

No entanto, a pandemia da COVID-19 também deixará mudanças positivas para a sociedade a longo prazo. Pela primeira vez desde a Segunda Guerra Mundial, foram reveladas as deficiências de saúde dos países desenvolvidos, que até então se gabavam de serem organizadas e eficientes em termos de saúde.

Isso forçará uma revisão aprofundada de seus sistemas de saúde, bem como o funcionamento de organizações públicas e privadas que devem garantir a pesquisa e o desenvolvimento de curas contra doenças.

Todos os países devem elaborar planos de resposta para eventos futuros dessa magnitude, bem como melhorar o fornecimento de equipamentos e medicamentos em hospitais e proteger o pessoal médico, a primeira frente de batalha na luta para salvar vidas de doenças e desastres. causado pelo homem e pela natureza.

Pela primeira vez, críticas foram levantadas sobre o funcionamento de instituições intocáveis, como a Organização Mundial de Saúde (OMS) e os Centros de Controle de Doenças, e solicita uma maior democracia na tomada de decisões dentro delas. Outra mudança será vista no comportamento da população, que agora entenderá a importância de cuidar das regras de higiene para impedir a transmissão de doenças.

O longo isolamento social aplicado nas grandes cidades do mundo também mudará o modo de interação entre as pessoas. Longe de retornar às grandes multidões que caracterizaram os centros urbanos, muitas pessoas agora terão mais cuidado com o risco de adoecer. Isso ajudará a reduzir a incidência de doenças transmissíveis como a gripe, que mata milhares de vítimas a cada ano em todo o mundo e sobre as quais ninguém está falando no momento.

A natureza também se beneficiará dessa situação. O fechamento de grandes cidades permitiu uma redução nos níveis de poluição do ar em poucos dias.

Na Índia, por exemplo, em apenas 15 dias de quarentena, o ar estava tão limpo que a cordilheira do Everest era visível a centenas de quilômetros pela primeira vez em mais de 60 anos. Em Veneza, Itália, peixes foram vistos nadando pela primeira vez nas águas calmas de seus canais, limpos de sedimentos pela primeira vez em décadas. Golfinhos e baleias eram vistos diariamente nas proximidades de portos italianos e franceses, enquanto animais selvagens, como cabras e javalis, vagavam pelas ruas das cidades inglesas e espanholas com total tranquilidade. Essa pausa na atividade humana serviu para fazer com que todos entendessem a beleza da natureza e a importância de proteger a flora e a fauna que ainda temos.

De qualquer forma, o mais importante é que a vida humana será mais valorizada, pois essa pandemia afetou milhares de famílias que sofreram a doença e a morte de seus avós, pais, filhos e irmãos. Em alguns meses, o mundo inteiro terá superado essa pandemia e as lições aprendidas nos níveis científico, social e econômico permitirão à Humanidade se preparar para que tal situação não se repita ou reduza seu efeito, se ocorrer.

Finalmente, resta dizer que esta publicação não tem outro objetivo senão servir como um guia sobre o estado atual da pandemia da COVID-19 e o que se sabe sobre esta doença no momento. Sem dúvida, a Humanidade emergirá mais sábia dessa situação e resta apenas esperar que esta lição sirva para construir um futuro melhor para todos.

Epílogo

Carta final aos meus leitores:

Esta é uma batalha que todos nós vencemos.

E assim termina este manual projetado para que todos possamos entender melhor o novo coronavírus, seus efeitos e conseqüências.

Por se tratar de uma situação nova e emergente, é possível que muitas das informações incluídas neste guia sejam atualizadas posteriormente, de acordo com a evolução da pandemia e o andamento das investigações.

A urgência do momento e a necessidade de disseminar as técnicas atuais para prevenir e controlar o vírus o mais rápido possível tornam a publicação desse trabalho necessária e indispensável.

Até que uma vacina para a COVID-19 esteja disponível, a melhor maneira de lidar com ela é através da colaboração, cuidados e experiência compartilhada. Quanto mais soubermos sobre o novo coronavírus, mais fácil será pará-lo e menos danos ele causará.

Esta é uma batalha que está apenas começando. Ainda há muito a aprender sobre a COVID-19 e ainda temos um longo caminho a percorrer para vencê-lo. No entanto, estou convencido de que o faremos, como já fizemos tantas outras vezes contra doenças ainda mais mortais.

Essa pandemia é um problema global que toda a humanidade enfrenta. O vírus não conhece fronteiras e ameaça todos nós igualmente, sem distinção de nacionalidade, raça, religião ou posição social.

Vivemos um momento único, de incerteza, pânico, medo e ansiedade, o que nos obriga a nos reinventar. Qualquer que seja o resultado desta história, não seremos mais os mesmos.

No entanto, como qualquer crise, também é uma oportunidade, uma oportunidade de ser melhor, deixar de lado o individualismo e ser mais favorável, não procurar nos salvar sozinhos e a qualquer custo, e alcançar o outro. Esquecer o "eu" e lembrar o "nós".

Por mais que o coronavírus nos force ao isolamento e à distância física, hoje temos que estar mais unidos do que nunca.

Que este momento nos ajude a nos aproximar de nossa família e amigos. Que nos ajude a fortalecer a comunicação com nossos filhos. Que ele nos ensine a proteger nossos idosos e aprenda a cuidar da saúde de nossos corpos e de nosso planeta.

Nesse sentido, espero que este manual forneça informações valiosas à população em geral e ao pessoal de saúde em particular, e sirva para aumentar a conscientização sobre a importância de seguir medidas preventivas para impedir sua transmissão.

Na opinião deste autor, é possível que a crise atinja um controle aceitável em outubro deste ano, o que permitirá o retorno à normalidade no trabalho, nos estudantes e nas atividades sociais em geral. Embora, de acordo com as perspectivas, e na ausência de vacinas e tratamentos específicos, as pessoas continuem adoecendo até 2022.

Tudo terminará por exaustão de casos suscetíveis. Este vírus excederá as possibilidades de atendimento médico em todas as latitudes. Sem dúvida, o mundo é e será outro, depois da pandemia da COVID-19.

Antes de concluir, quero deixar minha apreciação e admiração para todos os colegas que, diariamente, arriscam suas próprias vidas para salvar a dos outros.

Esses heróis, muitos deles anônimos, estão fazendo um grande esforço para derrotar essa nova ameaça. Juntos, tornamos o impossível possível.

Deixo-lhe um abraço cheio de esperança.

Doutor Mario Vega Carbó

Endocrinologista

Coteúdo

O autor 2

Volume 1 5

Introdução ao volume 1 6

Parte I. Defesas, vias aéreas e vírus 13

    1. Tipos de Imunidade. Exemplos 14
    2. Imunidade humoral e celular 16
    3. Imunidade ativa e passiva 17
    4. Defesa contra agentes biológicos 18
    5. Anatomia das vias aéreas 19
    6. Barreiras, mucosa e epitélio respiratório 21
    7. Infecções respiratórias agudas 23
    8. Vírus respiratórios mais comuns 24
    9. Superinfecções bacterianas 26
    10. Complicações respiratórias superiores e inferiores 27

Parte II. Virologia, Coronavírus e COVID-19 29

    11. Tipos e características de vírus não respiratórios 30
    12. Gripe e vírus mais respiratórios mais graves 32
    13. Coronavírus: tipos, forma e estrutura 34
    14. Classificação dos coronavírus 36
    15. Coronavírus transmitidos por animais 37
    16. Persistência em diferentes ambientes 39
    17. Diferenças entre COVID-19 e coronavírus anteriores 40

18. Virulência de SARS-CoV-2 41
19. Imunidade frente à COVID-19 42

Parte III, Riscos e transmissão entre seres humanos 45

20. Características epidemiológicas 46
21. Rotas de transmissão mais comuns 48
22. Transmissão por gotas de ar 50
23. Transmissão por contato indireto 52
24. Riscos para contatos mais próximos 54
25. Observação médica para contatos por 14 dias 55
26. Corte da cadeia de transmissão 56
27. Grupos de risco mais suscetíveis ao contágio 57

Parte IV Casos, clínica e possíveis complicações 59

28. Casos subclínicos 60
29. Casos suspeitos 61
30. Casos confirmados 62
31. Sintomas mais comuns da doença 62
32. Sinais clínicos para procurar 63
33. Testes de laboratório importantes 64
34. Radiografias e tomografia de tórax 69
35. Complicações leves 71
36. Complicações graves 71
37. Outras Complicações 72

Parte V. Pneumonia adquirida na comunidade 74

38. Conceitos 75
39. Diferença com pneumonia nosocomial 75

40. Critérios de diagnóstico 77
41. Bactérias patogênicas causais 78
42. Fatores de risco e prevenção 80
43. Pneumonias virais 81
44. Pneumonias por COVID-19 82
45. Diferenças de outra pneumonia 83
46. Síndrome do desconforto respiratório agudo 84
47. Sepse respiratória e choque séptico 86
48. Complicações extra-respiratórias 87
49. Insuficiência de múltiplos órgãos 88
50. Alta médica por pneumonia 88

Parte VI Alto risco de mortalidade 90

51. Idosos 91
52. Tabagismo 92
53. Alcoolismo 93
54. Asma 94
55. Doenças cardiovasculares 96
56. Doença pulmonar crônica 97
57. Diabetes mellitus 97
58. Doença renal crônica 99
59. Hipotireoidismo 100
60. Insuficiência adrenal 101
61. Obesidade 103
62. HIV / AIDS 103
63. Tumores malignos 104

64. Transplantados 105
65. Uso de esteróides... 106
66. Imunossuprimido... 107
67. Mentalmente doentes e deficientes............................. 108

Parte VII Epidemiologia global e comunitária................110

68. Epidemias na história da humanidade 111
69. Epidemias por outros coronavírus................................ 111
70. Início, desenvolvimento e fim da pandemia................. 112
71. Possibilidades de endemias locais................................ 114
72. Medidas locais, nacionais e internacionais.................... 115
73. Quarentena e isolamento social.................................... 117
74. Proteção individual para os doentes 118
75. Proteção individual dos contatos.................................. 120
76. Proteção do pessoal de saúde 121
77. Proteção do pessoal de segurança................................. 122
78. Declaração de cessação de quarentena.......................... 123
79. Declaração de cessação de transmissão........................ 124
80. Doença notificável... 125

Parte VIII. Prevenção de doenças 127

81. Vigilância para contatos sem sintomas......................... 128
82. Cuidar ao paciente com COVID-19 em casa 129
83. Transferência de suspeitos ou doentes 130
84. Hospitalização complicada... 131
85. Centros de internação de curta duração........................ 131
86. Cuidados intensivos e ventilação assistida.................... 133

87. Medidas gerais e imunológicas de apoio 135
88. Antivirais, antibióticos e esteróides 136
89. Vacinas atuais e futuras 139
90. Controle de pacientes crônicos 140
91. Vitaminas e nutrição 141
92. Gestão do estresse social e individual 142
93. Tratamentos naturais e tradicionais 145

Parte IX. Proteção individual e coletiva 147

94. Cuidados com o tempo 148
95. Uso e tipo de máscaras 149
96. Lavagem das mãos 151
97. Álcool gel 153
98. Estilo de vida, exercício e saúde mental 154
99. Ventilação de casas e quartos 156
100. Cuidados na quarentena 157
101. Casas para idosos e deficientes 157
102. Mercados e supermercados 158
103. Restaurantes e salas de jantar 159
104. Cinema e teatros 160
105. Elevadores e escadas 161
106. Transporte público e privado 162
107. Voos e aeroportos 163
108. Portos e cruzeiros 163
109. Escolas e universidades 164

Parte X. Resumo dos fatos e controvérsias clínicas. 166

Volume 2 188

Guia do Novo Coronavírus 189

Antecedentes e cronograma da pandemia 190

Parte I. Defesas, vias aéreas e vírus 198

    1. Tipos de imunidade 200

    2. Imunidade humoral e celular 201

    3. Imunidade ativa e passiva 202

    4. Defesa contra agentes biológicos 203

    5. Anatomia das vias aéreas 204

    6. Barreiras, mucosa e epitélio respiratório 205

    7. Infecções respiratórias e agudas 206

    8. Vírus respiratórios mais comuns 208

    9. Superinfecções bacterianas 209

    10. Complicações respiratórias superiores e inferiores 210

Parte II. Virologia, Coronavírus e COVID-19 213

    11. Tipos e características de vírus não respiratórios 214

    12. Gripe e vírus mais agressivos à árvore respiratória 215

    13. Coronavírus: tipos, forma e estrutura 216

    14. Clasificación de los coronavirus 218

    15. Coronavírus transmitidos por animais 219

    16. Resistência em diferentes ambientes 221

    17. Diferenças entre COVID-19 e coronavírus anteriores ... 222

    18. Virulência de COVID-19 223

    19. Imunidade à COVID-19 225

Parte III. Risco e transmissão entre seres humanos 227

   20. Características epidemiológicas 229

   21. Rotas de transmissão mais comuns 231

   22. Transmissão por gotas de ar 232

   23. Transmissão por contato direto 233

   24. Riscos para contatos mais próximos................................ 234

   25. Observação médica para contatos por 14 dias................ 235

   26. Corte da cadeia de transmissão 236

   27. Grupos de risco mais suscetíveis ao contágio 238

Parte IV. Casos, clínica e possíveis complicações 240

   28. Casos subclínicos 241

   29. Casos suspeitos.. 242

   30. Casos confirmados 243

   31. Sintomas mais comuns da doença................................... 245

   32. Sinais clínicos a procurar 246

   33. Testes de laboratorio mais importantes.......................... 247

   34. Radiografias e tomografia de tórax 248

   35. Complicações leves 250

   36. Complicações graves 251

   37. Outras Complicações... 253

Parte V. Pneumonia adquirida na comunidade 254

   38. Conceitos 256

   39. Diferença com pneumonia nosocomial 257

   40. Critérios diagnósticos 258

   41. Bactérias patogênicas causais.. 259

42. Fatores de risco e prevenção 260
43. Pneumonías virais.. 263
44. Pneumonías por COVID-19 264
45. Diferenças de outra pneumonia 265
46. Síndrome respiratória aguda grave 266
47. Sepse respiratória e choque séptico 267
48. Complicações extras respiratórias 268
49. Insuficiência de múltiplos órgãos 269
50. Alta médica por pneumonia 269

Parte VI Alto risco de mortalidade 271

51. Doenças cardiovasculares... 272
52. Idosos 273
53. Tabagismo 274
54. Alcoolismo 276
55. Asma 277
56. Doença pulmonar crônica 278
57. Diabetes mellitus 279
58. Obesidade 280
59. Hipotireoidismo 282
60. Insuficiência adrenal 283
61. Doença renal crónica 285
62. HIV / AIDS 286
63. Transplantados 288
64. Uso de esteróides 289
65. Imunossuprimido 290

66. Mentalmente doentes e deficientes 291
Parte VII. Epidemiologia global e comunitária 293
   67. Epidemias na história da humanidade 294
   68. Outras epidemias por coronavirus 297
   69. Início, desenvolvimento e fim da pandemia 299
   70. Possibilidades de endemias locais 300
   71. Medidas locais, nacionais e internacionais 302
   72. Quarentena e distanciamento social 303
   73. Proteção individual para os doentes 305
   74. Proteção individual dos contatos 307
   75. Proteção dos profissionais da saúde 308
   76. Proteção do pessoal de garantia 311
   77. Declaração de cessação de quarentena 312
   78. Declaração de cessação de transmissão 313
   79. Doença notificável 314
Parte VIII. Prevenção de doenças 315
   80. Vigilância para contatos sem sintomas 316
   81. Cuidar ao paciente com COVID-19 em casa 318
   82. Transferência de suspeitos ou doentes 320
   83. Hospitalização complicada 321
   84. Centros de internação de curta duração 323
   85. Cuidados intensivos e ventilação assistida 324
   86. Medidas gerais e imunológicas de apoio 325
   87. Antivirais, antibióticos e esteróides 326
   88. Vacinas atuais e futuras 328

89. Controle de doentes crônicos 330

90. Vitaminas e nutrição 331

91. Gestão do estresse social e individual 333

92. Tratamentos naturais e tradicionais 335

Parte IX. Precaução individual e coletiva 338

93. Cuidados segundo o clima 339

94. Uso e tipo de máscaras 340

95. Lavagens à mão 342

96. Álcool gel 343

97. Estilo de vida, exercício e saúde mental 344

98. Ventilação de casas e quartos 346

99. Casas para idosos e deficientes 347

100. Mercados e supermercados 349

101. Restaurantes e lanchonete 350

102. Cinemas e teatros 351

103. Elevadores e escadas 352

104. Transporte público e privado 353

105. Vôos e aeroportos 354

106. Portos e cruzeiros 356

107. Escolas e Universidades 357

Parte X. Resumo dos fatos e controvérsias clínicas 360

108. Explicações sobre a COVID-19 361

109. O mundo depois da COVID-19 390

Epílogo 394

Referências bibliográficas 409
O autor 413
   Otros libros 413
   Redes sociais: 414
Sinopse 415

Referências bibliográficas

1. "Os casos de pneumonia em Wuhan, na China, podem ser causados por um novo tipo de vírus: a OMS". YouTube. Recuperado em 29 de março de 2020.
2. "Coronavírus novo - Tailândia (ex-China)". OMS 14 de janeiro de 2020. Recuperado em 29 de março de 2020.
3. "Curso Geral de Imunologia". Universidade de Granada. Departamento de Microbiologia. Recuperado em 30 de março de 2020.
4. "Sistema imunológico: imunidade celular e imunidade humoral". Meu sistema imunológico. Recuperado em 29 de março de 2020.
5. "Imunidade contra agentes infecciosos". Página 99.J. Chabalgoity, M. Pereira, A. Rial (2008).
6. "Características e lições importantes do surto de doença de coronavírus de 2019 (COVID-19) na China". Fundação Femeba. Resumo do relatório do CDC da República Popular da China sobre 72.314 casos. Recuperado em 1 de abril de 2020.
7. "Modos de transmissão de vírus que causam COVID-19: implicações nas recomendações de precaução do IPC". Organização Mundial da Saúde. Estudo publicado em 27 de março de 2020. Recuperado em 2 de abril de 2020.
8. "Resultados graves entre pacientes com doença de

coronavírus 2019 (COVID-19)". CDC. Recuperado em 28 de março de 2020.

9. "A evidência clínica não suporta o tratamento com corticosteróide para lesão pulmonar 2019-nCoV". O CD Lancet.Russell, Millar JE, Baillie JK. 7 de fevereiro de 2020

10. "Tratamento para COVID-19 para você e a casa." Clínica Mayo. Recuperado em 10 de abril de 2020.

11. "Proteção inespecífica (heteróloga) da vacinação neonatal BCG contra hospitalização devido a infecção respiratória e sepse". Maria José de Castro, Jacobo Pardo-Seco e Federico Martinón-Torres. U.S. Biblioteca Nacional ou Medicina. Publicado 1 de junho de 2015.

12. "Os casos de pneumonia em Wuhan, na China, podem ser causados por um novo tipo de vírus: a OMS". YouTube. Recuperado em 29 de março de 2020.

13. "Coronavírus novo - Tailândia (ex-China)". OMS 14 de janeiro de 2020. Recuperado em 29 de março de 2020.

14. "Curso Geral de Imunologia". Universidade de Granada. Departamento de Microbiologia. Recuperado em 30 de março de 2020.

15. "Sistema imunológico: imunidade celular e imunidade humoral". Meu sistema imunológico. Recuperado em 29 de março de 2020.

16. "Imunidade contra agentes infecciosos". Página 99.J. Chabalgoity, M. Pereira, A. Rial (2008).

17. "Características e lições importantes do surto de doença

de coronavírus de 2019 (COVID-19) na China". Fundação Femeba. Resumo do relatório do CDC da República Popular da China sobre 72.314 casos. Recuperado em 1 de abril de 2020.

18. "Modos de transmissão de vírus que causam COVID-19: implicações nas recomendações de precaução do IPC". Organização Mundial da Saúde. Estudo publicado em 27 de março de 2020. Recuperado em 2 de abril de 2020.

19. "Resultados graves entre pacientes com doença de coronavírus 2019 (COVID-19)". CDC. Março de 2020. Recuperado em 28 de março de 2020.

20. "As evidências clínicas não apóiam o tratamento com corticosteróide para lesão pulmonar de 2019-nCoV". The Lancet. Russell CD, Millar JE, Baillie JK. 7 de fevereiro de 2020

21. "Tratamento para COVID-19 para você e a casa". Clínica Mayo. Recuperado em 10 de abril de 2020.

22. "Proteção inespecífica (heteróloga) da vacinação neonatal BCG contra hospitalização devido a infecção respiratória e sepse". Maria José de Castro, Jacobo Pardo-Seco e Federico Martinón-Torres. U.S. Biblioteca Nacional ou Medicina. Publicado em 1 de junho de 2015.

Copyright © 2021 Mario Vega Carbó

Todos os direitos reservados

O autor

Mario Vega Carbó
Médico- Endocrinologista

- Médico cubano formado em 1994.
- Especialista em Endocrinologia e Medicina de Família.
- Mestre em Longevidade e Ultrassonógrafo.
- Professor de fisiopatologia médica.
- Amante de fazer o bem, da família e da natureza.

Outros livros

1. Uma aposta na endocrinologia natural.

2. Respondo 1.500 perguntas sobre: hormônios, metabolismo e nutrição.

3. Onde o hormônio rainha... ficção baseada em casos clínicos.

4. S.O.S Tóxicos hormonais.

5. Desvendando mitos: Metabolismo, Endocrinologia e Reprodução.

6. Hormônios, glândulas e doenças endócrinas. Sua história.

7. Café, tabaco e álcool: seus distúrbios metabólicos e hormonais.

8. Alertas endócrinos.

9. Guia do Novo Coronavírus.

Redes sociais:

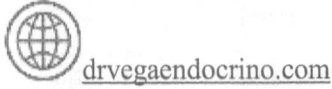 drvegaendocrino.com

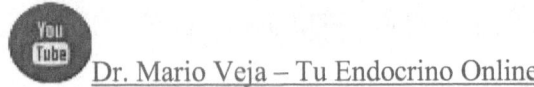 Dr. Mario Veja – Tu Endocrino Online

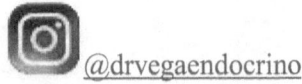 @drvegaendocrino

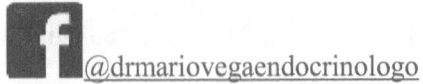 @drmariovegaendocrinologo

Sinopse

Vivemos um tempo que será marcado na história. Até alguns meses atrás, quase ninguém tinha ouvido falar do novo coronavírus, e hoje seus impactos mergulharam o mundo em uma crise social e global sem precedentes.

Como não há cura concreta até o momento, a melhor maneira de lidar com isso é através do conhecimento, pesquisa e disseminação de técnicas comprovadas para controlá-lo e evitá-lo.

Nesse contexto, o Dr. Mario Vega Carbó apresenta um novo livro no qual ele explora completamente o mundo das doenças virais.

Nele, ele analisa a história e as características do novo coronavírus, a forma de transmissão, seus sintomas mais comuns e as complicações que gera no corpo humano.

Ele também investiga os grupos de maior risco, as medidas preventivas e protetoras que devem ser tomadas e os tipos de tratamentos disponíveis.

Devido aos tempos, é um manual de leitura essencial para todos.

www.ingramcontent.com/pod-product-compliance
Lightning Source LLC
Chambersburg PA
CBHW031604210526
45464CB00004B/1422